Es wird so unbemerkt zu spät

Auch wo die Autorin sezierend kritisch ist, schreibt sie mit Empathie. Man spürt die Herzensgeste der Gnade. Und weil Ulla Coulin-Riegger durch ihr genaues, witziges, traurig- und lachenmachendes Erzählen uns zum Nachdenken bringt, könnte dieser kluge Text eine Chance bieten, etwas an unserem Leben zu ändern.

Angelika Overath

ULLA COULIN-RIEGGER

Es wird so unbemerkt zu spät

Roman

molino

»Wer es könnte
die Welt
hochwerfen
dass der Wind
hindurchfährt.«

Hilde Domin

1

Chefarzt Dr. August Helfrich, Leiter der Psychiatrischen Abteilung des städtischen Klinikums, schaute ratlos auf die Liste der Neuzugänge: Es wurden wöchentlich mehr, bald würde er kein einziges Bett mehr freihaben. Die Diagnose war unklar: Die von ihren Hausärzten überwiesenen Kranken zeigten sich wortkarg, manche regelrecht stumm, und fanden sie eine vage Beschreibung ihrer Beschwerden, lautete sie bei allen ähnlich: »Ich kann einfach nicht mehr«, sagten sie, und: »Ich erkenne mich nicht wieder.«

Das Schlimmste war, dass die verfügbaren Arzneistoffe nicht auf die Symptome ansprachen, dass es kein Gegenmittel gab gegen eine Krankheit, von der keiner wusste, woher sie kam und wie sie übertragen wurde.

Dr. Helfrich, der sich gerne in Metaphern auszudrücken pflegte, lieh sich auch diesmal ein Bild aus der Natur: »Gleich der weißbeerigen Mistel«, erklärte er seinen Assistenzärzten, »deren Samen im Frühling durch Wind und Vogelkot in die Kronen unserer Obstbäume gelangt, wo der Keimling dann im Herbst deren Säfte anzapft und sich allmählich nach außen in verzweigten Kugeln offenbart, genauso nistet sich der unbekannte Erreger im limbischen System des Menschen ein, mitten im Zentrum unseres Fühlens und Bewertens.«

»Spät«, fuhr Dr. Helfrich fort, »manchmal nach Jahren, treten die vernichtenden Symptome in Erscheinung und man blickt auf Menschen, bei denen jegliche Lebenskraft, jegliches Selbstbewusstsein und jeder innere Antrieb erloschen scheint. Wir müssen, liebe Kollegen, die Kranken befragen, sie genau beobachten, uns ihnen mit ganzer

Aufmerksamkeit zuwenden, um herauszufinden, was dieses schlimme Leiden verursacht.«

Assistenzarzt Dr. Lenz, der sich bei Helfrich in Weiterbildung zum Psychiater und Psychotherapeut befand, schien am besten für diese Aufgabe geeignet. Allen auf Station Tätigen war das außerordentliche Talent des jungen Arztes im Umgang mit seelisch Kranken schon aufgefallen – die zarte Behutsamkeit, mit der er die Dünnhäutigen ansprach, mit der er sie sanft an der Schulter berührte: Er war es, der ihnen die richtigen Fragen stellen konnte.

Dr. Helfrich hatte Rafael Lenz auf den ersten Blick gemocht. Manchmal springt ein Funke von einem Menschen auf einen anderen über, und man glaubt, etwas Besonderes, Einmaliges in ihm zu erkennen, und genau so war es ihm mit dem jungen Mann ergangen, dem einzigen Nachkömmling des erfolgreichen Fabrikanten Heinrich Lenz, Textilunternehmer mit Werk in der Stadt. Ein einziges Mal hatte August Helfrich den Unternehmer zu Gesicht bekommen, das war vor vielen Jahren, als Frau Lenz ihn mitten in der Nacht an dessen Krankenbett gerufen hatte. Helfrich erinnerte sich genau, wie unangenehm es dem Mann gewesen war, als er ihn bat, sein Schlafanzugoberteil auszuziehen, damit er sein Herz abhören konnte. Ein scheuer, hinter all seiner Macht unsicherer Mensch.

Die tiefe Enttäuschung darüber, dass der Sohn Arzt und nicht sein Firmennachfolger hatte werden wollen, sprach sich damals schnell in der Kleinstadt herum, und genau diesen Mut, diese Entschiedenheit, sich gegen alle Erwartungen für den eigenen Weg zu entscheiden, rechnete Chefarzt Helfrich dem jungen Lenz hoch an. Im Übrigen sah er Rafael Lenz nicht im Wettbewerb zwischen

Angebot und Nachfrage, dafür war der Junge zu sensibel. »Dr. Lenz, ich weise Ihnen drei Patienten zu, zwei von ihnen haben eine klare Diagnose; wenn Sie herausbekommen, welcher von ihnen unter der Neuen Krankheit leidet, rechne ich Ihnen die Studie auf Ihre Facharztprüfung an. Sind Sie bereit?«, fragte Dr. Helfrich.

Rafael *war* bereit. Er wusste schnell, wie er am besten mit den drei ausgewählten Kranken ins Gespräch kommen könnte. Am Morgen des übernächsten Tages stellten sich ihm zwei Frauen und ein Mann vor. Alle drei mochten den jungen Assistenzarzt mit dem dichten schwarzen Haar und dem gütigen Blick schon beim ersten Handschlag, sie wussten, dass er getestet wurde, und sie wollten es ihm so leicht wie möglich machen. »Ich möchte gerne«, sagte Dr. Lenz, »auf eine mentale Reise durch die inneren Landschaften eurer derzeitigen Befindlichkeiten mit euch gehen und euch dabei einige Fragen stellen. Darf ich?« Die drei Kranken nickten.

Am Vorabend der drei seelischen Wanderungen war Rafael so aufgeregt, dass er nur schwer einschlafen konnte. Er hatte sich drei einfache Fragen ausgedacht, die ihm dabei helfen würden, die unbekannte Krankheit von den bekannten zu unterscheiden.

Wahrscheinlich, vermutete er, würde seine eigenwillige Herangehensweise unter den Kollegen zu Diskussionen führen, und Rafael konnte sich jetzt schon vorstellen, wie vor allem Dr. Andrej Zwetkov, Facharzt für Psychiatrie in Helfrichs Klinik seit fast fünfzehn Jahren, abfällig mit dem Kopf schüttelte: Ein derart intuitiver Zugang zu wissenschaftlichen Daten hielt dieser Mann ganz sicherlich für wenig zuverlässig, wenn nicht sogar für unzulässig. »Ich will es trotzdem versuchen«, sprach Rafael sich selbst Mut zu, und am nächsten Morgen war es so weit. Rafaels erste Begleiterin war eine kleinwüchsige Frau von fünfzig Jahren.

Gemächlichen Schrittes ... Nein, das war das falsche Bild: *Schleppenden* Schrittes zwang sie sich vorwärts, als würde jede ihrer Bewegungen von einem unsichtbaren Band zurückgezerrt und als müsse jeder weitere Schritt sich gegen diesen Widerstand behaupten, was die arme Frau in eine vornüber geneigte Körperhaltung zwang, bei der sie nichts als ihre Fußspitzen sehen konnte.

»Was hat dich krank gemacht?«, versuchte es Rafael behutsam mit seiner ersten Frage.

Herta, wie die Frau angesprochen werden wollte, überlegte lange, als habe sie sich das unzählige Male selbst gefragt, und bis heute keine einleuchtende Erklärung für ihr erstarrtes und nachtfinsteres Gemüt gefunden. »Ich weiß nicht«, erwiderte sie schließlich, den Blick auf die Erde geheftet, »es kommt und geht wie die Gezeiten der Meere. Ich wache eines Morgens auf und spüre sofort, dass es wieder da ist ...« Sie kamen an eine schmale Brücke, die über einen kleinen Fluss führte, und als Rafael darüber wollte, weigerte sich Herta, sagte, sie könne das nicht, habe vergessen, über Höhen zu gehen. »Früher, murmelte sie, da bin ich ganz anders gewesen, da hättest du mich sehen sollen: mutig, abenteuerlustig – und jetzt bin ich nichts als ein Klotz am Bein meines Mannes.«

»Was fühlst du?«, fragte Rafael und Herta verbarg ihr Gesicht in den Händen, als schäme sie sich.

»Nichts«, murmelte sie leise, »ich fühle nichts – weder Freude noch Schmerz, und mein Verstand schilt mich dafür.«

Rafael bat sie, noch ein paar Schritte weiterzugehen, aber Herta nahm ein halbdurchsichtiges Tuch aus ihrer

Tasche und verband Rafael damit die Augen, nahm zwei Kugeln Watte und verschloss damit beide Ohren, und dann führte sie den halb blinden, halb tauben Begleiter an ihrer schlaffen Hand ein Stückchen des Weges.

Wo zuvor noch blühende Gärten lagen, wo Morgentau auf den Wiesen geglitzert hatte, und Amseln sangen, nahm Rafael nun nichts mehr wahr als stummes, stumpfes Grau.

»Verstehst du nun?«, fragte Herta. Rafael nickte still, und noch lange, nachdem er Herta wieder nach Hause gebracht hatte, lastete das Gewicht ihrer Schwermut wie Blei auf seinem eigenen Herzen: Hertas Krankheit, das war einfach zu entschlüsseln, war nicht neu, sondern so alt wie die Menschheit. Keine halbe Stunde später machte sich Rafael mit Isabella auf den Weg. Wimmernd lief sie neben ihm her, schlug immer wieder beide Hände vors Gesicht und rief: »Warum ich? Warum gerade ich?« Aus ihren staksig-wankenden Schritten schloss Rafael, dass Isabella aus dem Tritt geraten war, von etwas Unvorhergesehenem und Schrecklichem aus der Bahn geworfen: Kreuz und quer und vor und zurück lief sie, ohne Ziel und ohne Orientierung.

»Isabella, was hat dich krank gemacht?«

»Was mich krank gemacht hat, willst du wissen?«, echote sie und lachte böse auf. »Nun, das kann ich dir sagen: Vor zwei Monaten ist meine vierjährige Tochter tödlich verunglückt, von einem Raser auf dem Zebrastreifen überfahren – Zack, zu Tode geschleift, vor meinen Augen … Was meinst du, Herr Doktor: Hat mich das vielleicht krank gemacht?« Feindselig setzte sich Isabella mitten auf den Weg, und noch bevor Rafael etwas sagen konnte, fing sie ganz fürchterlich an zu schreien, so laut, so verzweifelt, dass es Himmel und Erde zum Beben hätte bringen können.

Die Unglückliche beschimpfte Gott, der sie verlassen hatte, und sie hegte tiefen Groll gegen Menschen, die mehr Glück hatten als sie. »Ich bin wütend, Doktor, dann wieder verzweifelt, manchmal todmüde und manchmal, vor allem in der Nacht, möchte ich am liebsten auch sterben.«

Rafael half der Kranken auf die Beine: »Lass uns umkehren«, sagte er milde, »es ist noch zu früh, noch gibt es für dich keinen Weg, den du gehen kannst.«

Bertram war zuletzt an der Reihe. In ungesunder Hast galoppierte er seines Weges, seinem Begleiter immer zwei Schritte voraus.

»Wovor rennst du weg?«, fragte Rafael, selbst außer Atem gekommen.

»Ich laufe nicht weg«, keuchte Bertram, »ich will nur den Anschluss nicht verlieren.« Aber auch der trainierteste Mensch hält solch ein Tempo auf Dauer nicht durch, und nach einer Weile machte der Kranke ein paar stolpernde Schritte nach vorn und blieb dann, beide Hände auf seinen zitternden Knien abgestützt, schweißnass stehen. Sein Gesicht glühte feuerrot und Rafael fürchtete, Bertram würde gleich zusammenbrechen und lange nicht mehr aufstehen können. »Weißt du, Doc«, japste er, »heutzutage ist man entweder der Erste oder der Letzte. In der Mitte bist du quasi unsichtbar. Hältst du nicht mit, fällst du sofort zurück und findest dich unter den Schlusslichtern wieder – und *dort,* Gott erbarme, willst du in dieser Welt nicht sein, das ist fast dasselbe wie tot.«

»Ist es *das,* was die dich krank gemacht hat?«, fragte Rafael. Bertram stand nun wieder gerade und schien verärgert: »Ich habe immer mein Bestes gegeben, o.k.? und bin dabei ziemlich weit oben angekommen, aber als mein Herzmuskel dann vor drei Monaten NIET sagte, und ich an einem Infarkt fast draufgegangen wäre, da haben mich die, die noch weiter oben waren als ich, einfach abgeschrieben: Was ist los, bedrängten sie mich, weshalb machst du neuerdings so viele Fehler! Kein Mitleid, Doc, keinerlei Verständnis, nur Kälte um mich herum, das hat mir vollends den Rest gegeben, und jetzt geht gar nichts mehr. Zack. Aus. Feierabend. « Bertram wollte noch nicht umkehren, er habe noch viel zu sagen, also rasteten die beiden Wanderer am Ufer eines kleinen Flusses, wo sie bleiben wollten, bis der Kranke sein Gemüt etwas beruhigt hätte.

Aber schon nach wenigen Minuten empfand Bertram das Nichtstun als unangenehm. »Nutzlos herumsitzen ist nicht meins, Doc. Ich bin ein Macher, muss etwas voranbringen, das verleiht meinen Tagen Sinn, verstehst du? In meiner knappen Freizeit habe ich die höchsten Berge erklommen«, rief er, und breitete weit seine Arme aus, als gehöre ihm der Fluss, die Wiesen, die untergehende Sonne und sogar der kleine blauschwarze Käfer, der gerade über seinen Fuß kroch. »Doc, bist du schon mal durch unberührten Neuschnee von einem Dreitausender abgefahren?«

»Nein«, erwiderte Rafael ruhig.

»Manchmal«, fuhr Bertram nun etwas nachdenklicher fort, »sehne ich mich nach einem anderen, nach einem einfacheren Leben, verstehst du? «

»Was brauchst du von mir?«, stellte Rafael seine zweite Frage.

»Ach herrje, ich bin mir nicht sicher, ob ein Therapeut oder Arzt mir geben können, was ich bräuchte.«

»Versuch es trotzdem«, bat Rafael.

Bertram lachte gekünstelt auf: »Da müsstest du schon am ganz großen Rad drehen, ich fürchte fast, du müsstest die ganze Welt verändern. Die Zeit verlangsamen, Wünsche streichen, Erwartungen runterschrauben … Gerechtigkeit schaffen, Gleichheit und … und … und … versuch es erst gar nicht, Doc! Ich warte auf ein Medikament, dass meinem Leiden den Garaus macht.«

»Bertram, eine letzte Frage: Was für ein Mensch möchtest du sein?«

»Du meinst, wenn ich *wirklich* die Wahl hätte?«, erwiderte Bertram; er war ruhiger geworden, hatten das die Fragen bewirkt?

»In meiner Jugend hatte ich den Traum, Musiker in einem Orchester zu werden. Geige, ich konnte recht gut Geige spielen. Mein Vater wollte mir die Ausbildung nicht bezahlen, der übliche Vorbehalt gegen die brotlose Kunst, du weißt schon. Ich habe mich damals gegen meinen Lebenstraum und für die Sicherheit entschieden – es hat mich nicht wirklich glücklich gemacht, Doc, aber dafür brauchte ich mich nie um die Existenz meiner Familie zu sorgen, mehr noch, ich wollte, dass es ihnen an nichts fehlte. Vor meinem Herzinfarkt war ich jeden Abend halb tot vor Erschöpfung, konnte nicht richtig schlafen, schlug die Bitte meiner Frau in den Wind, mich zu schonen. Nur keine Schwäche zeigen, befahl ich mir, dann bleibst du oben.«

»Du hast recht Bertram«, sagte Rafael, »wer den Mut aufbringt, eine neue Türe in seinem Leben aufzustoßen, muss gleichzeitig akzeptieren, dass sich eine andere dafür schließt.«

Noch bis spät in die Nacht saß Dr. Lenz über seinen Notizen: Die Neue Krankheit unter den anderen beiden zu erkennen, war einfach gewesen, und Dr. Helfrich hatte ihn dafür gelobt. »Aber was habe ich gefühlt und gesehen, was habe ich verstanden?«, fragte er sich. Wollte Bertram gelobt werden, wollte er die Menschen um sich herum stolz machen, wollte er Geld, wollte er Macht? Was war es, was diesen Mann antrieb? »Und habe ich mich nicht selbst schon als kleines Kind bemüht,« dachte Rafael, »meinen Vater mit kleinen Basteleien, mutigen Kunststückchen oder mit guten Schulnoten auf mich stolz zu machen? Nichts war mir wichtiger und wertvoller, nichts konnte mich glücklicher und selbstgewisser machen als ein kleines Lob von meinem starken, mächtigen Vater.«

Rafael rieb sich gähnend die Augen. Dr. Helfrich hatte ihm angeboten, mit den neuinfizierten Patienten Gruppengespräche zu führen, um noch mehr von ihrer ungeheuren Mattigkeit und Erschöpfung zu verstehen: »Finden Sie heraus, Dr. Lenz, wie diesen Schwerkranken ohne effektive Gegenmittel zu helfen ist.«

Rafael hatte keinerlei Erfahrung mit Gruppensitzungen, aber, sagte er sich, so schwer kann das ja nicht sein. Er würde Teile der Gespräche aufzeichnen und sie dann in einem Fachartikel mit den Erkenntnissen verbinden, die er während der mentalen Reisen gesammelt hatte. Er konnte es kaum abwarten, sich endlich Psychiater und Psychotherapeut nennen zu dürfen.

Optimistisch fröhlich, berichteten die Krankenschwestern Andrej Zwetkov, habe Dr. Lenz seinen Gruppenraum gestaltet, und als Zwetkov kurz darauf zufällig dort hineingeriet, sah er bunte, mit Gas gefüllte Luftballons im Zimmer umherschweben, bereit, sich die Sorgen der Patienten mit einer Schnur anzubinden, um sie dann hinaus durchs offene Fenster in die Lüfte zu tragen. »*Loslassen,* nennt unser Therapeut dieses schöne Ritual, ist das nicht wunderbar?«, flüsterte eine von Schwäche gebeugte Patientin.

Anstelle einer Antwort starrte Dr. Zwetkov ungläubig auf ein Plakat an der Wand, auf dem mit bunten Farben *Nicht die Arbeit macht uns krank, sondern unser Umgang mit ihr!* geschrieben stand.

Schon war die Patientin wieder neben ihm, und erklärte feierlich: »Dr. Lenz meint, es käme darauf an, wie man die Dinge betrachtet ...« Zwetkov eilte aus dem Raum und rannte im Flur fast eine Krankenschwester um. »Hoppla Doktor!«, lachte sie, »*so* beeindruckt von den Ideen unseres smarten Facharztes? Ist es nicht erstaunlich, wie leicht es dem Lenz gelingt, das Vertrauen der Kranken für sich zu gewinnen? Dieser junge Mann ist ein Naturtalent, aus dem wird einmal etwas Großes, warten Sie ab, Dr. Zwetkov!«

Dr. Helfrich hatte ihn gewarnt. So einfach war es nicht, eine ganze Gruppe Kranker zu führen, von der man nicht wusste, worunter sie genau litten und wie der Schädling, der sie befallen hatte, eigentlich aussah.

Er würde sie einfach reden lassen, wenig fragen und die wichtigsten Aussagen aus den Mitschnitten herausfischen.

Marianne, Oberstufengymnasiallehrerin für Französisch und Deutsch, gingen gleich in der allerersten Sitzung Herz und Mund auf: »Ich bin Tag für Tag mit dem brennenden Wunsch vor meine Klasse getreten, den jungen Menschen etwas Wertvolles mit auf den Weg zu geben, und habe von sehr vielen nur Gleichgültigkeit und Langeweile zurückbekommen.«

Kathrin, Kinderkrankenschwester in der Onkologie, rief weinerlich in den Raum: »Habt ihr jemals am Bett eines sterbenden Kindes gesessen und zuschauen müssen, wie dessen kleine Sonne untergeht? DAS, liebe Leute, macht einen wirklich auf Dauer selber krank, wenn du

Null Zeit hast, dich um die kleinen Würmer zu kümmern, weil dir die Stationsschwester im Nacken sitzt.«

Rafael hörte aufmerksam zu: Leid will sich mitteilen, es wiegt zu schwer, um alleine getragen zu werden. Pfarrer Armbruster meldete sich mit erhobener Hand: »Ich fühle mich einfach extrem ausgelaugt …« Aber dann versank er wieder stumm in sich selbst, verbarg sein Gesicht in den Händen, erinnerte sich an jene traumatische Nacht, in der er sich vor dem Kruzifix auf den Boden geworfen hatte und um Antwort flehte, und zu seinem Grauen nichts als kalte Leere in sich fühlte.

Rafael stand auf und legte seine Hand sacht auf die Schulter des Pfarrers und es war, als berühre er ihn tief dort drinnen, wo sich die unsägliche Not wie ein Fötus zusammengekauert hatte, und nun konnte er reden.

»Was hilft es, geweiht zu sein, wenn auf halb erzwungene Sündenbekenntnisse keine Reue mehr folgt, wenn meine Lossprechung von jungen Menschen mit halbersticktem Gelächter quittiert wird? Die Krankheit kam schleichend, saugte mir die Kraft aus dem Leib und säte Zweifel in meinen Glauben – dieser unbekannte Schädling will den Menschen von innen zerstören, er macht mir Angst.«

Spätabends kehrte Rafael in seine kleine Wohnung zurück; bei einer Tasse heißer Schokolade hörte er sich die Gesprächsmitschnitte nochmals an: Der unbekannte Krankheitserreger, hatte er erst einmal seinen Weg in den Organismus gefunden, schwächte seinen Wirt über lange Zeit im Verborgenen und trieb ihn dabei auf grausame Weise zu seiner Bestleistung an, bis zu dem Tag, an dem er dem Befallenen schließlich alle Lebensenergie ausgesogen hatte.

Die Kranken, und das war das Schlimme, verloren das Interesse an ihren Mitmenschen, sie wurden sich in ihrer kranken Hast selbst zum Nächsten und Rafael beobachtete, dass innerhalb seiner Gesprächsgruppe ein – wie sollte er sagen – ein *Wettbewerb* im Leiden entstand: Jeder der Infizierten schien überzeugt, dass sein Schicksal das schwerste war und jeder wollte – wenn schon nicht im Leben – so doch im Schmerz der Größte sein.

Marianne und Gertrud hatten mit ihrem pädagogisch geschulten Blick rasch erkannt, dass der junge Assistenzarzt Lenz besser mitfühlen als führen konnte, und versuchten, während der folgenden Sitzungen das Kommando zu übernehmen; sie wollten durchsetzen, dass vor Beginn der Gesprächsrunde eine Kerze entzündet und deren langsames Abbrennen mit einigen Qi Gong-Übungen begleitet wurde, was Ciara, eine Erzieherin, vehement ablehnte und stattdessen anregte, sich zum Auftakt an den Händen zu halten und ein Mantra zu sprechen, woraufhin Mario, der Sozialarbeiter, müde abwinkte: Er hielt es für heilsam, mittels progressiver Muskelentspannung das Tor zu seinem wahren Selbst zu öffnen und erst dann zu reden.

»Das ist Psychotherapie«, dachte Rafael Lenz zufrieden: Er würde den Kranken Raum geben, um ihre Abwehrkräfte zu mobilisieren, und dazu mussten sie erst einmal erkennen, was sie wollten und nicht wollten, was sie wirklich brauchten und was sie loslassen konnten. Er wollte nicht nur ein guter, sondern ein sehr guter Therapeut werden; wollte nicht nur Daten sammeln und analysieren, sondern etwas bewirken, und dazu musste er noch mehr verstehen von jener fortschreitenden inneren Zersetzung seiner völlig abgeschlagenen Patienten.

»Lass sie auf eine innere Reise in ihre Kindheit gehen«, riet ihm ein älterer Kollege, »dort findest du gemeinsam mit ihnen den Ursprung ihrer Anfälligkeiten.«

Ein anderer, pragmatisch vorgehender Seelenkundiger, empfahl den Einsatz von Rollenspielen, mit deren Hilfe die Infizierten lernen sollten, sich gegen den Krankheitserreger zur Wehr zu setzen: »Lass sie das Wort *Nein* üben. Stärke ihren Widerstand!«

Das waren wertvolle Hinweise. Aber wenn Rafael bis spät in die Nacht über seinem Facharztartikel brütete, dem er den Titel *Drei heilsame Fragen auf der Spur einer rätselhaften Erkrankung* gab, dann trieben ihn ganz eigene Überlegungen um:

Die Kranken scheinen alle der Meinung, dass sie über lange Zeit zu viel gegeben hatten; könnte es sein, dass sie vielleicht selbst zu viel *haben* wollten? Zu viel Anerkennung, zu viel Geld, zu viel ... Das späte Läuten des Telefons riss Rafael aus seinen Gedanken: Lisbeth! Das konnte nur Lissi sein, sie allein wusste, dass er noch wach war und wollte ihm zu später Stunde gute Nacht sagen – eine zärtliche Geste, die stets von ihrem Bedauern begleitet wurde, dass neben seiner Arbeit so wenig Zeit für die Liebe blieb. »Tut mir leid, Lissi ... sagte er dann immer, sei mir bitte nicht böse!«

Nein, war sie nicht, und falls doch, so ließ es sich die junge Krankenschwester nicht anmerken, denn sie war entschlossen, auf ihren Rafael zu warten, koste es, was es wolle.

Endlich im Bett und fast schon die Grenze zum Traum überschritten, kreisten Rafaels Gedanken immer noch um die Frage, welcher Art der Schädling war, der die Menschen in ihren eigenen Zusammenbruch trieb. Es blieben ihm nur noch wenige Stunden Schlaf, bevor sein neuer Arbeitstag begann.

Dr. Helfrich hatte sich zur Inspektion von Rafaels Gruppenraum angekündigt, in seinem Gefolge erschien Dr. Zwetkov. Staunend standen die beiden vor den verschiedenfarbig bemalten Stühlen und Dr. Lenz erklärte seinem Chef den Sinn dieser kreativen therapeutischen Intervention: »Jeder Patient darf sich zu Beginn der Sitzung auf *die* Farbe setzen, welche seine momentane Stimmung am besten wiedergibt – das hilft den Patienten, sich den Gesprächen zu öffnen.«

Chefarzt Helfrich fand die Idee großartig. »Bravo Lenz«, rief er, ganz gegen seine sonstige Zurückhaltung und setzte sich auf einen sonnengelben Stuhl. »Da fühle ich mich doch gleich munterer … Kommen Sie, Dr. Zwetkov, setzen Sie sich in den rosaroten dort drüben, Sie schauen so bedenklich drein!«

Natürlich wusste Rafael, dass Andrej Zwetkov kreativen Behandlungsmethoden äußerst kritisch gegenüberstand. Der gebürtige Russe hielt noch immer eisern an den Lehren des Behaviorismus fest, was bedeutete, dass er das Verhalten der Menschen ohne Innenschau und Einfühlung erklärt haben wollte. »Verhalten«, wiederholte er oft und mit überraschender Leidenschaft, »kann gelernt und auch wieder verlernt werden, daran sollten wir denken, wenn wir therapieren!«

Zwetkov war, seit er einem Tierarzt dessen plötzlich auftretende panische Angst vor Pferden abtrainiert hatte, in der Klinik die Nummer eins bei der Behandlung von Phobien, und wurde von den Kollegen heimlich der »Schwarze Husar« genannt, was er wusste. Ob er sich den Spitznamen wegen seines schmalen, ansatzweise nach oben geschwungenen Oberlippenbartes eingefangen hatte, oder wegen jener Verwegenheit, mit der er den zitternden Tierarzt zu sich in den Sattel eines schwarzen Hengstes gehoben hatte, wusste niemand mehr.

Rafael würde ihn heute eine kleine Weile mit in sein Boot nehmen; er bat die Patienten, ihre bunten Stühle zur Seite zu rücken und sich locker im Raum zu verteilen. Dann hielt er Dr. Zwetkov aufmunternd nickend seine Hand entgegen, die dieser zögerlich und düster ergriff, und führte ihn zu den wartenden Kranken in die Mitte des Raumes.

»Und nun bitte ich Sie alle«, sagte Dr. Lenz, »dass Sie in Zeitlupe rückwärts einmal quer durch den Raum gehen.«

Rafael hatte diese Übung selbst erfunden. Durch das *Einen-Gang-Zurückschalten-Ritual* sollten die ermatteten und ausgelaugten Kranken ein Gespür für Entschleunigung bekommen. Zwetkov setzte sich unwillig mit den anderen rückwärts in Gang. »Du liebe Zeit!«, dachte er, aber als er sah, mit welch heiligem Ernst die Patienten (manche hatten ihre Arme ausgebreitet, als hofften sie, heilende Energie einzufangen) sich der Übung hingaben, da ließ auch der Husar innerlich los, was wiederum Rafael derart berührte, dass ihm die Augen feucht wurden. »Es ist ein so unbeschreiblich schönes Gefühl, wenn einem die Dinge gelingen«, dachte er stolz.

In solch glücklichen Momenten kam ihm immer seine tote Mutter in den Sinn. Sie Anteil nehmen zu lassen an seiner Freude, das war schon als Kind und noch als Jugendlicher immer wichtig für ihn: »Du streust funkelnde Sterne in die Finsternis meiner Tage«, hatte sie ihm einmal poetisch auf eine Geburtstagskarte geschrieben, was ihn mit heißem Stolz erfüllte.

Für Anna, seine Mutter, war er der Mittelpunkt der Welt gewesen und diese Gewissheit half ihm, auch jene dunklen Tage zu überstehen, an denen die Schwermütige sich in ihrem Zimmer eingeschlossen hatte, und er vor ihrer Türe ohne Antwort geblieben war, voller Angst, er könne ihr gleichgültig geworden sein oder sie würde ihn womöglich nicht mehr brauchen.

Immer erinnerte er sich an sie als eine stille Frau. »Ich kann nicht sagen«, dachte er, »ob ich Mutter jemals wütend erlebt habe und wenn doch, dann musste sie auch hierbei völlig still geblieben sein.«

»Ich habe sowieso keine Wahl«, hatte sie oft vor sich hingemurmelt, und wahrscheinlich stimmte das auch: Anna war dem um viele Jahre älteren Heinrich nicht nur an Lebenskraft und Temperament, sondern an finanziellen Möglichkeiten weit unterlegen gewesen, was natürlich kein ausreichender Grund war, niemals Freude zu empfinden, und ebenso wenig für eine Erklärung taugte, weshalb sie an ihrer Schwermut zugrunde gehen musste. Gelegentlich war es ihm, dem einzigen Sohn, durch einen Scherz gelungen, Anna Lenz hell und mädchenhaft auflachen zu lassen.

Das waren frohe Momente, da ging im Hause Lenz ganz kurz die Sonne auf! Und wer weiß: Vielleicht hatte die ständige Sorge um das Wohl der Mutter etwas mit seinem späteren Wunsch zu tun, ein guter Therapeut zu werden, der hilft und heilt, und der versteht, woran die Menschen kranken?

»Seelenklempner, du lieber Himmel!«, hatte sein Vater verächtlich ausgerufen und dabei mit seinem krummen Finger auf ihn gezeigt. Aber Rafael war fest entschlossen, wenn ihn auch noch Jahre danach jene tollkühne Verweigerung aus furchtbaren Alpträumen hochschrecken ließ – dem Willen des mächtigen Vaters zu widersprechen.

Drei heilsame Fragen auf der Spur einer rätselhaften Krankheit: Das Manuskript war endlich druckreif und keine zwei Wochen später war es schon gebunden, so dass Rafael es Dr. Helfrich aufgeregt überreichen konnte.

Dann hieß es, noch ein paar weitere Tage zu hoffen und zu bangen – und endlich die Erlösung: Chefarzt Helfrich lobte ihn ganz außerordentlich vor allen Kollegen, stolz sei er auf seinen Zögling, der mit Eifer und Intuition der Neuen Krankheit auf der Spur war.

Von diesem Tag an durfte sich Rafael ganz offiziell Psychiater und Psychotherapeut nennen.

Aus dem Briefkasten fischte Dr. Lenz bei seiner späten Heimkehr einen pastellgrünen Briefumschlag: Auf der Vorderseite stand mit Lisbeths großer schöner Schrift *An meinen Rafael!*

Lissi war so ganz anders als seine tote Mutter; überhaupt nicht bange und wo es etwas zu sagen gab, nicht still. Das gefiel ihm besonders an ihr.

Bevor er den Brief öffnete, machte sich Rafael eine Tasse Schokolade warm – das erinnerte ihn an seine Kindheit und an Krankheitstage, wenn ihn das Fieber tief in die Kissen zwang und seine Mutter sich dann mit der Tasse in der Hand an seine Bettkante setzte, und ihm mit einem kleinen Löffel die Schokolade in den Mund tröpfeln ließ: Das war so köstlich und tröstend, dass er sich manchmal sogar bei voller Gesundheit gewünscht hatte, ein bisschen krank zu werden.

Liebster Rafael,
nun, da Du Deine Ausbildung erfolgreich abgeschlossen hast und frischgebackener Psychiater und Psychotherapeut bist, möchte ich Dich nun ganz ehrlich fragen, ob auch Du den Wunsch hast, mich zu Deiner Frau zu nehmen so wie ich Dich zu meinem Mann nehmen möchte? Wäre es nicht wunderbar, wenn wir endlich eine Familie gründeten?
Denk bitte schnell darüber nach und sag es mir gleich.

Kuss,
Deine Lissi

Rafael ließ den Brief auf den Tisch sinken und schenkte sich eine zweite Tasse Schokolade ein, die mittlerweile nur noch lauwarm war. Lissi hat mir einen Heiratsantrag gemacht, dachte er halb vergnügt, halb erschrocken.

Sie hatten einander vor einigen Jahren in der Neurologie des städtischen Klinikums kennengelernt. Ihm war die rothaarige Krankenschwester mit dem feschen Pagenschnitt gleich aufgefallen: Die Ärmel hochgekrempelt, huschte sie durch die Korridore, und kaum war sie hier, sah man sie schon wieder am Bett eines anderen Kranken. Er mochte ihr fröhliches und aufmunterndes Lachen, während sie einem Schlaganfallpatienten sicher unter den Arm griff und mit ihm die ersten mühsamen Schritte den Flur auf und ab ging.

»Von Schwester Lisbeth geht so viel Freude und Hoffnung aus«, sagten die Kranken.

Eines Tages konnten alle beobachten, wie sich die junge Frau gegenüber dem ernsten Dr. Lenz auffallend hilfsbereit zeigte; irgendwann, wurde getuschelt, während eines gemeinsamen Nachtdienstes sei es dann zu jenem Blick aus Schwester Lisbeths blaugrünen Augen gekommen, der den jungen Arzt mitten ins Herz getroffen habe.

Rafael lächelte und nahm einen kleinen Schluck aus seiner Tasse: So hatte mich noch nie zuvor eine Frau angesehen – mit dieser prickelnden Mischung aus fürsorglicher Zuneigung und erotischer Gier. Natürlich war es Lisbeth zu verdanken (er selbst wäre zu scheu gewesen), dass sie kurz danach eng umschlungen in jenem schmalen Bett des Schwesternwohnheims zusammen aufgewacht waren, und von da an auf Station als *Liebespaar* galten.

Danach, erinnerte sich Rafael, und strich zärtlich über Lissis Zeilen, hatte er sich das erste Mal als *richtiger Mann* gefühlt, so wie er sich jetzt als richtiger Psychiater und Psychotherapeut fühlte.

Rafael, todmüde, nahm den Brief mit ins Bett, löschte das Licht, verschränkte die Arme unter dem Kopf und starrte an die Decke, auf der die Straßenleuchte vor seinem Fenster einen zittrigen Schimmer warf.

»Darf ich Ihnen meine Frau vorstellen?«, fragte er laut in die Stille hinein. »Lisbeth Lenz. Krankenschwester und Virtuosin auf der E-Gitarre, Sie sollten sie sehen, wenn sie abrockt!« Ein paar Mal wiederholte Rafael dieses »meine Frau« mit unterschiedlichen Betonungen, ihm war, als könne damit nun endgültig seine Männlichkeit bewiesen werden, und er allen anderen Männern, auch seinem Vater, ebenbürtig werden.

Aber etwas beunruhigte ihn; Rafael trat mit beiden Beinen die Decke von sich, stand wieder auf, um einen Schluck Wasser zu trinken. Wie sollte er Lisbeth dem Vater vorstellen? Die beiden waren sich noch nie begegnet, Lissi hatte Heinrich Lenz nur auf Fotos gesehen oder in der Zeitung etwas über ihn gelesen, und Herr Kühnhaupt, Rafaels Schwiegervater in spe, hatte seiner Tochter einst voller Respekt erzählt, dass Lenz Senior mit großem Fleiß und Disziplin die Weberei seines Vaters übernommen und weitergeführt hatte: Entwerfen, Weben, Färben und Veredeln - alles unter einem Dach, Lisbethchen, das ist schon eine tolle Leistung von dem Lenz!

»Ach«, seufzte Rafael, er hatte es so oft gehört: »Textil«, hatte der Vater zur Mutter mit seinem hochgehaltenen krummen Zeigefinger gesagt, macht man vor allem mit dem Herzen.«

Vielleicht war es die Müdigkeit, aber Rafael konnte sich nicht mehr an den genauen Wortlaut erinnern, mit dem er damals Heinrich Lenz seine Entscheidung, Arzt und Psychiater werden zu wollen, mitteilte. Aber an das zynische Auflachen und das gemeine Wort *Seelenklempner* würde er sich ewig erinnern, denn es hatte sich als spitzer Stachel in sein Herz gebohrt. Warum dachte er gerade jetzt daran? Weshalb dachte er jetzt an den Tag, als während eines einsamen Waldspaziergangs ein lautes, zügelloses Schluchzen aus ihm hervorgebrochen war, das lange zwei oder drei Minuten anhielt und ihn hinunter auf den feuchten Waldboden zwang? Der Schmerz war so heftig gewesen, dass Rafael sich heute noch gelegentlich fragte, ob in jenen Minuten nicht etwas in ihm erkaltet war, was er dringend gebraucht hätte, um auf rechte Weise lieben zu können.

Rafael kehrte in sein Bett zurück und zog die Decke bis unter die Nase hoch. Vater wird Lisbeth wiegen und zu leicht befinden, dachte er noch, dann schlief er ein.

Die zukünftige Frau Lenz war zuversichtlich, hatte sie doch schon schwierigere Menschen mit ihrer natürlichen Freundlichkeit für sich eingenommen, und so betrat sie das Elternhaus ihres Bräutigams mit dessen schweren Möbeln aus feinstem Leder, den weißen Marmorfußböden, dem Gold und Silber und venezianischem hauchdünnem Glas auf den breiten Simsen – betrat es in der gütigen Absicht, *beide* Männer in ihr Herz zu schließen; denn ebenso sehr wie sie die Stärke und Entschlossenheit eines Heinrich Lenz bewunderte, so sehr liebte sie auch die Sensibilität und das Einfühlungsvermögen ihres Engels Rafael.

Ihr fröhliches »Guten Tag Herr Lenz!« quittierte der Fabrikant mit einem schlaffen Händedruck, wobei er vielleicht »Angenehm!« gemurmelt haben mochte, ohne sie recht anzusehen. Die unerwartete, harsche Begrüßung brachte Lisbeth völlig aus der Fassung, ihr war, als verblasse plötzlich aller Glanz in den prächtigen Räumen.

»Da bin ich jemandem wohl nicht gut genug«, dachte sie zum ersten Mal in ihrem Leben, und diese schreckliche Vermutung war wie ein giftiges Reptil, das nach ihrem Selbstverständnis schnappte, so dass die Krankenschwester wie gelähmt in einen der weichen, kastanienbraunen Ledersessel neben Rafael sank und ganz still wurde.

Hätte sie jemand hinterher gefragt, worüber Rafael mit seinem Vater während jenes Besuches gesprochen hatte, sie hätte es nicht gewusst. Sie saß, und war still und tief in ihren eigenen Gedanken gefangen: Hier also war ihr zukünftiger Mann aufgewachsen, hier hatte er an der Seite seiner Mutter diesem furchteinflößenden Vater wehrlos gegenübergestanden. Einmal hatte ihr Rafael erzählt, wie er sich als Achtjähriger zum Vater auf den Schoß geflüchtet hatte, weil draußen ein schreckliches Gewitter tobte, und wie Heinrich Lenz dann mit lautem Gelächter gerufen hatte: »Bist du ein Mann oder eine Memme?«

Lisbeth fröstelte. Sie sah das Foto von Anna vor sich, das Rafael auf seinem Schreibtisch aufgestellt hatte, in einem goldenen Rahmen: Was hatte Anna erwartet, als sie sich achtzehnjährig in Heinrichs Arme warf? Wahrscheinlich war das unerfahrene Mädchen aus der Armut des elterlichen Bauernhofes geflohen, und Heinrich nahm sie mit nichts außer einem kleinen Köfferchen und ihrer frühen Schwangerschaft unter seine Fittiche. Annas Vater, wusste Lisbeth aus Rafaels Erzählungen, hatte ihr noch aus dem Kuhstall hinterhergerufen: »*Der* macht dich nicht glücklich!«

Aber als der wohlhabende Heinrich den beiden Alten dann ein modernes Badezimmer mit Toilette einbauen ließ, seien auch sie still geworden.

Wussten sie, dass die Ehe ihrer Tochter nichts als ein Durch- und Stillhalten für den einzigen Sohn und ausersehenen Nachfolger der Firma Lenz werden würde? Und zwar bis zu jenem Tag, als Rafael sich während seiner Abiturprüfung gerade abmühte, dem Gedicht »Noch bist du da« von Rose Ausländer seine jugendliche Interpretation aufzuzwingen, und er plötzlich vom Aufsichtslehrer zur Seite genommen wurde, der ihm flüsternd mitteilte, sein Vater warte draußen auf ihn und er dürfe gehen.

In neunzehn Jahren hatte er ihn nicht ein einziges Mal von der Schule abgeholt, es musste etwas Schreckliches geschehen sein, das fühlte Rafael sofort.

Aus dem Fenster im ersten Stock hatte er einen schnellen Blick auf den in Anzug und Krawatte gekleideten Vater geworfen, der unten im Pausenhof unruhig hin und her ging, den Blick auf den Boden geheftet, als suche er nach etwas.

Und in der Tat: Heinrich, was Rafael noch nicht wissen konnte, suchte angestrengt nach den richtigen Worten und dem richtigen Tonfall, mit denen er dem Sohn die Nachricht vom Selbstmord seiner Mutter überbringen konnte. Trösten will gelernt sein und Heinrich wusste nicht recht, wie, denn schon seine Eltern waren – nicht gerade hartherzig – aber auf eine pflichtschuldige Weise unempfindlich gegenüber ihrem eigenen Leid und dem der anderen.

Ein solcher Mensch, dachte Lisbeth, die immer noch still dasaß und von ihrem zukünftigen Schwiegervater keines Blickes gewürdigt wurde, ein solcher Vater, der am frischem Grab seiner Frau den Arm ungelenk um die Schulter des Sohnes gelegt und: *Sie hatte den Willen zum*

Leben nicht, gemurmelt und danach kein Wort mehr über die Mutter verloren hatte, auch nicht darüber, was sie getan, der Familie *angetan* hatte – wie hätte so einer sie willkommen heißen können? Einer, der nicht merken konnte, wie abgrundtief einsam Anna an der Seite ihres Mannes war, umso mehr, als ihr Sohn sie mit zunehmendem Alter immer weniger brauchte, und der armen Frau nichts mehr geblieben war, was sie der geringsten Anstrengung für würdig erachtet hätte.

Lydia Wahlert, die sich bisher still in der Küche aufgehalten hatte, erkannte die ungute Stimmung im Salon. Mit um Vergebung heischendem Lächeln balancierte sie ein silbernes Teetablett in Richtung Rafaels rothaariger Verlobten. Sie wusste natürlich, dass Heinrich mit der Verbindung nicht einverstanden war, was in dessen erbostem Kommentar, den er ihr im Flur zugeflüstert hatte, zum Ausdruck kam: »Mein Sohn poussiert das Personal!«

Lenz Senior hielt es nämlich für den größten und gefährlichsten Fehler, wenn ein Chef ein Auge auf seine weiblichen Angestellten warf – wird er der Frau hörig, geht seine Autorität zum Teufel, das wusste doch jeder.

Lydia Wahlert hatte nie für die Firma Lenz gearbeitet, sondern war bis zu Annas Tod in einer Bibliothek angestellt und zeitlebens Junggesellin geblieben. Bei Familie Lenz ging sie in ihrer Freizeit ein und aus, versorgte Anna mit den neuesten Liebesromanen und galt bei denen, die sich die Frage stellten, als »Freundin des Hauses Lenz«. Lydia war es, munkelte man, die ihr heiteres Gemüt wie eine leuchtende Laterne in das düstere Haus Lenz trug.

Nach dem schlimmen Unglück waren keine drei Monate vergangen, bis Heinrich ihr vorschlug – nein, er *bat* sie sogar – bei ihm einzuziehen und zu übernehmen, was Anna zu schwer geworden war. Für einen flüchtigen Augenblick hatte Lydia zu hoffen gewagt, aber nach ihrem überhasteten Einzug zeigte sich bald, dass ihr lediglich die Rolle der Hausdame zustand, und es war ja auch verständlich, dass Heinrich sich nach dem Unglück mit Anna kein zweites Mal die Finger an einer Frau verbrennen wollte.

Lydia fand sich ab, sie fühlte sich an Heinrichs Seite geborgen und hielt sich klug an ihren Leitsatz, der ihr schon viel Scham und Schadenfreude erspart hatte: *Der kommt den Göttern am nächsten, der auch schweigen kann, wenn er im Recht ist.*

Lisbeth war dankbar, dass Lydia sich zu ihr gesetzt hatte und sie freundlich bat, etwas von sich und ihrer Arbeit als Krankenschwester zu erzählen, und als Rafael plötzlich aufstand und in den Flur hinausging, hoffte sie kurz, dass er sich nun bitte gegen die grobe Unhöflichkeit seines Vaters wehren würde, aber nein – er kam zurück mit einer Abschrift seines Artikels über die *Drei Fragen*, die er nun dem Vater überreichte – *darreichte,* durchfuhr es Lisbeth: Die gespannte Stille, Heinrichs abschätziger und flüchtiger Blick und Rafaels ängstliche, leicht vornübergebeugte Haltung, machten etwas mit Lisbeth, aber sie hätte nicht ausdrücken können, was es genau war.

»Bleierne Müdigkeit, Appetitlosigkeit, Verzweiflung, Unfähigkeit zu arbeiten?« Heinrich zog die Begriffe aus Rafaels Artikel so unnatürlich in die Länge, dass sie vollkommen lächerlich klangen. »Das soll eine Krankheit sein?« Dann warf er die Schrift achtlos auf den Servierwagen mit den Spirituosen und schenkte sich einen Whisky ein.

»Vater – Lisbeth und ich wollen heiraten und eine Familie gründen …« Heinrich Lenz blieb steif vor dem großen Blumenfenster stehen und starrte hinaus in den Garten. Alle hielten den Atem an, keiner bewegte sich, nur eine Amsel war zu hören. Rafael hielt sich an einer Stuhllehne fest, er bekam so wenig Luft, und als Heinrich Lenz begann, mit seinen Fingerknöcheln auf die Fensterbank zu trommeln, wie um Beifall zu spenden, da stand Lisbeth auf und stellte sich schützend neben ihren zukünftigen Mann.

»Tut, was ihr nicht lassen könnt: Meine Erlaubnis braucht ihr nicht und meinen Segen bekommt ihr nicht«, hörten sie Lenz Senior wie von weit sagen.

Rafael wurde schwindelig, dann übel, dann hatte er plötzlich seine Mutter vor Augen, wie sie die Hände vors Gesicht schlug und weinte …

»Rafael komm, wir sind gefeuert!«, sagte Lissi, hakte ihren zukünftigen Mann unter und führte ihn ohne Abschied aus seinem Vaterhaus direkt hinein in die Familie Kühnhaupt: Zu Erwin, seinem zukünftigen Schwiegervater, und zu Gerda, seiner zukünftigen Schwiegermutter, die den Arzt mit weit geöffneten Herzen in ihrer Mitte willkommen hießen.

Lisbeth drängte auf eine sofortige und große Hochzeit, wobei sich hinter ihrer Hast womöglich ein gramerfüllter Trotz verbarg, eine verbissene Haltung des *Jetzt erst recht*, die gelegentlich Totgesagten zugeschrieben wird. Regelrecht fiebernd wurde nach nahen und fernen Familienmitgliedern gefahndet, die als wohlgesonnene Zeugen für ihre Verwandlung von Lisbeth Kühnhaupt in Frau Lisbeth Lenz geladen werden sollten.

»Rein anstandshalber«, entschied sie geschäftig, »bekommt Heinrich Lenz ebenfalls eine Einladung.«

Und da Rafael keine eigenen Freunde aus dem Ärmel schütteln konnte, mit denen er den glücklichen Tag hätte begehen können, da er seit der Studienzeit immer nur gelernt und immer nur an seinem beruflichen Fortkommen gearbeitet hatte, wurden auf die Schnelle Dr. Hartmut Helfrich mit Gattin sowie Dr. Andrej Zwetkov eingeladen, wobei erstere verwundert und dankend, letzterer erschrocken und etwas geehrt ihr Kommen zusagten.

Natürlich wurde es ein schönes Fest, wie alle Hochzeiten unfraglich wunderbar waren. Denn wann, wenn nicht in jenem Augenblick, da eine Frau und ein Mann vor Gott und den Gästen ihr *Ja, ich will aus*sprechen, ist der Glaube an die gegenseitige Liebe am allmächtigsten? Und als Lisbeth am Morgen nach der Hochzeitsnacht einen Brief ihres Schwiegervaters auf dem Frühstückstablett vorfand, in dem er nicht nur freundlich gratulierte, sondern die Hälfte des Kaufpreises für das zukünftige Zuhause der jungen Familie Lenz zusicherte, war das Glück der beiden fast vollkommen.

»Nicht, dass dieses Geld seinen Segen ersetzen könnte«, schmeichelte Lissi, ihren Kopf an Rafaels nackte Brust gebettet, »doch lass es uns als Zeichen eines gewissen Bedauerns nehmen.«

Das junge Ehepaar Lenz bezog ein wunderschönes Haus mit Garten im besten Viertel der Stadt. Lisbeth hatte sich entschieden, ihre Arbeit als Krankenschwester »ruhenzulassen«, »vorläufig«, wie sie den enttäuschten Personalchef wissen ließ, und sie erklärte ihm auch, aufrichtig, wie sie war, dass der Stress auf Station immer heftiger geworden war in den letzten beiden Jahren, sodass ihr kaum mehr Zeit blieb, sich den Patienten zuzuwenden, was doch das eigentlich Bereichernde an ihrer

Arbeit sei. Die Wahrheit war, dass Lisbeth an manchen Abenden derart erschöpft in den Feierabend schlich, dass sie zuhause weder zum Gitarreüben noch zum Ausgehen noch zu irgendetwas die Kraft und die Lust fand.

So kann und will ich nicht Mutter werden, dachte sie bei sich. Und da Rafael inzwischen von Helfrich zum Leitenden Oberarzt ernannt worden war (an Zwetkov vorbei) und den Tag bis in den späten Abend in der Klinik verbrachte, oblag es nun Lisbeth, sich um die private Seite ihres Zusammenlebens zu kümmern – eine neue Aufgabe, der sie sich mit Freude zu stellen bereit war.

Rafael war es wichtig, seinen Ruf in der Wissenschaft durch eine Vielzahl veröffentlichter Artikel zu stärken, weshalb er nicht müde wurde, seine neuesten Erkenntnisse über die beklagenswerten und die Gesellschaft bedrohenden Symptome der neuen grassierenden Krankheit auch in populärwissenschaftlichen Fachzeitschriften wie »Psychologie verstehen« oder »Der Seelenspiegel« zu publizieren, denn: ALLE – Betroffene wie Angehörige von Betroffenen – sollten aufgeklärt werden, sollten Vorkehrungen treffen, um nicht infiziert zu werden, sollten von ihm, Dr. Rafael Lenz aufgerufen werden, die Erkrankten nicht aus dem Kreis der Gesellschaft auszuschließen und sie wie Aussätzige zu meiden, sondern im Gegenteil, ihnen mit Mitmenschlichkeit und Güte zu begegnen: *Leben wir in einer Gesellschaft, die den Wert des Einzelnen am Ausmaß seiner Leistungsfähigkeit bemisst? Will uns die neue Krankheit etwas über uns selbst und wie wir leben, sagen?*

Natürlich erweckten derartige Fragen größte Aufmerksamkeit, umso mehr als ihr aufrührerisches Element nicht aus der Politik, sondern aus der Feder eines Psychotherapeuten stammte. Würde dieser Dr. Lenz, fragten sich viele bald hoffend, bald besorgt, die Quelle der um sich greifenden Erschöpfungszustände ausfindig machen?

»Die Heilung dieser Neuen Krankheit, für die wir noch keine Bezeichnung haben, ist sehr langwierig«, unterrichtete Dr. Lenz seine ratlosen Kollegen, »was die Infizierten vor allem von uns Ärzten und Therapeuten brauchen, ist eine Antwort auf die Frage, wodurch es ihnen je wieder möglich sein wird, an ihren alten Arbeitsplatz und in ihr altes Leben zurückzukehren, zumal manche noch Jahre nach ihrer Genesung unter den Nachwirkungen der Krankheit leiden. Die Wissenschaft, verehrte Kollegen, hat Pillen gegen Depression und gegen Ängste entwickelt, aber wir haben noch nichts gegen diesen neuen, unerklärlichen Angriff auf unser Gehirn gefunden, der den Menschen zuerst die Kraft aus dem Körper und dann auch aus der Seele saugt, so dass sie nicht mehr imstande sind, mit der Geschwindigkeit des aktuellen Lebens Schritt zu halten, wobei nicht nur sie selbst, sondern auch ihre Familien zugrunde gehen – die neue Krankheit, liebe Kollegen, greift nicht nur den einzelnen Menschen an, sondern unsere ganze Gesellschaft, so wie wir sie kennen.«

Alle nickten ernst, ohne genau zu verstehen, worauf Oberarzt Lenz mit seiner etwas ausholenden Ausdrucksweise letztlich hinauswollte.

»Wir müssen«, fuhr Rafael fort, »unsere Patienten beruhigen, ihnen versichern, dass es nicht an ihrer empfindlichen Natur liegt, die sie zur Zielscheibe für den Schädling macht, sondern wir müssen sie vielmehr zum Nachdenken darüber anregen, ob es nicht vielleicht unser aller Lebensstil, unser aller Widerwillen gegenüber jeder Art von Verzicht ist, der uns anfällig macht.«

An dieser Stelle meldete sich der Leiter einer großen psychosomatischen Klinik aus der Nachbarstadt zu Wort:

»Aber hieße das nicht, Dr. Lenz – nur mit anderen Worten, – dass die Infizierten selber schuld an ihrem Leiden sind? Dass der Erreger womöglich immer weitergetragen wird, von Müttern und Vätern zu ihren Kindern, und dies alles im Namen der Liebe?«

Rafael lag wach und lauschte Lissis gleichmäßigem Atem; neben ihnen, in einer blauen Wiege, schlief Simon, sein zweiter Sohn, der nur knapp ein Jahr jünger war als Jakob, sein Erstgeborener.

»Ich habe alles richtiggemacht«, dachte er, »ich sorge dafür, dass es den Meinen an nichts fehlt.« Dafür arbeitete er hart, dafür hatten sie zwar sehr wenig von ihm als Ehemann und Vater, aber ihm selbst verlieh die Familie im Hintergrund Kraft. Vor allem, wenn er von einigen namhaften Medizinern und Professoren wegen seiner Ansichten über die neuartige Krankheit verunglimpft wurde, weil man sie für unorthodox und unwissenschaftlich hielt. Oder wenn sich Andrej Zwetkov mal wieder kritisch äußerte über Dr. Lenz *fröhliche* Art zu therapieren. Aber Rafael hatte Verständnis für den russischen Kollegen: Dort wo er herkam, galten Gefühle als staatszersetzend, und bei der Hochzeit hatte ihm Zwetkov nach einigen Gläsern Wein erzählt, wie er während seiner Ausbildung zum Psychiater in Westdeutschland ohne Vorwarnung mit einer völlig anderen Gesinnung konfrontiert wurde: Vom damaligen Prüfer über die Bedeutung ärztlicher Intuition bei der Vergabe von Diagnosen befragt, hatte Andrej in holprigem Deutsch, aber voller Überzeugung geantwortet, dass sich ein Arzt bei der Begutachtung seines Patienten nicht auf sein Bauchgefühl, sondern allein auf nachvollziehbare Untersuchungsparameter zu stützen habe.

Am kühlen Schweigen des Prüfers habe er sofort abgelesen, dass ihn dieser Standpunkt mindestens eine Note gekostet hatte.

2

Draußen kündigte sich ein frühzeitiger Frühling an. Lisbeth Lenz sollte eigentlich ihre Blumenbeete vorbereiten, wie jedes Jahr, sollte das erste Unkraut jäten – aber sie verspürte so wenig Lust in letzter Zeit. Ihr Mann war ohne Rast und Ruh der Neuen Krankheit auf der Spur und sie war des Wartens müde: als seine Freundin, dann als seine junge Ehefrau, und jetzt als Mutter ihrer beiden Söhne – immer in Wartestellung.

Es gab *vor* unserer Ehe keine Zeit für die Liebe und es gibt sie jetzt ebenso wenig, dachte sie bitter, und schaute wie immer suchend aus ihrem Küchenfenster, vielleicht aus Langeweile, vielleicht aus Einsamkeit. Seit die beiden Jungs sie nicht mehr so brauchten, zogen sich ihre Nachmittage manchmal unerträglich in die Länge.

Was sie dort draußen beobachtete, war links eine *Studierte*, rechts eine *Studierte*. Links kinderlos, rechts eine Tochter von sechzehn Jahren. Links ein Gärtner und eine kroatische Putzhilfe, rechts ein Gärtner und eine karamellfarbene Haushaltshilfe.

Beide Frauen arbeiteten auch außer Haus: links ganztags, rechts halbtags. Von den zugehörigen Ehemännern erhaschte Lisbeth nur am frühen Morgen einen Blick, wenn links mit dem Porsche aus der Garage gefahren wurde und rechts ein Fahrer vorfuhr, und den etwas untersetzten, kahlköpfigen Big Businessman abholte.

»Ich gehöre einfach nicht hierher«, dachte die ehemals beliebte Krankenschwester dann, und begann eines Tages, sobald es dämmerte, sämtliche Vorhänge im Haus zuzuziehen, als ob sie weder sehen noch gesehen werden wollte oder nicht erwarten könnte, bis der Tag endlich endet.

Manchmal nahm sie die Gitarre zur Hand, aber sobald sie die ersten Akkorde anschlug, klangen sie ihr irgendwie falsch, als passten sie nicht zu der Gattin eines Arztes, als müsse sie diese Seite ihrer Persönlichkeit unterdrücken oder ausradieren.

Lisbeth hatte nach ihrer Heirat wirklich geglaubt, sie sei angekommen am Ziel ihrer Träume, aber nun war es ihr manchmal, als habe sie sich verloren, als kenne sie sich selbst nicht mehr in der Rolle als Hausfrau und Mutter.

Rafael, das wusste sie, brauchte viel Fürsorge: Was er seinen Patienten gab, wollte er sich in ihren Armen zurückholen. Sie hatte es versucht, hatte versucht, ihrem Rafael die früh verlorene Mutter zu ersetzen, aber dabei ihre eigenen Bedürfnisse als Frau hintenangestellt.

Rafael bemerkte die leise Veränderung an Lissi und gab sich umgehend die Schuld dafür. Er hatte sich zu wenig Zeit genommen für die Familie, für seine Ehe, hatte sich, als die Buben noch klein waren, bereits unangenehm bedrängt gefühlt, wenn Lisbeth die Freude an Jakob und Simon in seinen Augen hatte leuchten sehen wollen, seinen Jubel vermisste über deren erste selbstständigen Schritte, oder wenn er über die ersten hingekritzelten Linien mehr Begeisterung zeigen sollte oder über den ersten verlorenen Milchzahn.

Andrerseits: War das nicht alles etwas zu viel verlangt, wenn er spät abends todmüde aus der Klinik nach Hause kam und selbst etwas Zuwendung gebraucht hätte – sich auf dem Sofa ein wenig an Lisbeth hatte kuscheln wollen und sie ihn neuerdings mit den Worten: »Ich bin nicht *deine* Mutter!« barsch zurückwies? Vielleicht hatte es da bereits angefangen, dass sie einander in aller Stille immer fremder geworden waren.

»Woran genau wollen Sie erkennen, ob eine Heilung stattgefunden hat?«, wollte Kollege Zwetkov wissen.

Beiden war klar, was Kranken- und Rentenkassen sowie sämtliche Arbeitgeber von ihnen erwarteten: Sie sollten die entladenen Akkus wiederaufladen, sollten die Erschöpften aufs Neue zur Höchstleistung befähigen, sollten sie – kurz gesagt – reparieren und zurück an ihren Arbeitsplatz schicken.

»Vom Haben ins Sein, Dr. Zwetkov, müssen wir die Kranken führen, das ist die einzige Arznei, die uns Therapeuten zur Verfügung steht – und sie hat einen Preis, für uns und für die Patienten, und wir brauchen viel Mut, um bereit zu sein, ihn zu bezahlen.«

»Was meinen Sie, Dr. Lenz?«, wollte Andrej völlig brüskiert nachfragen, aber da war sein Chef schon wieder fort, denn er wollte im psychologischen Journal die Reaktionen auf seine jüngste Publikation mit dem Titel *Die Neue* Krankheit *oder die narzisstische Verleugnung von unumkehrbaren biologischen Prozessen* nachlesen.

Bewundernswert und kühn, stand da geschrieben, wie Forscher Lenz schöpferisch ausgeholt, die Grenzen seines Faches weitsichtig überschritten und elegant dargelegt hat, wie heutzutage für fast alle menschlichen Beziehungen die Gesetze des freien Marktes gelten, wie die Menschen sich selbst und gegenseitig immer häufiger behandelten, als wären sie Maschinen. In diesem Sinne, wenn man die Idee auf die Spitze treiben wolle, so der Rezensent, betrachte Dr. Lenz die Symptome der Neuen Krankheit als vorübergehenden Totalausfall von zur pausenlosen Höchst- und Mehrleistung angetriebenen Automaten.

Nun, dachte Rafael, der Vergleich der Infizierten mit Maschinen ging vielleicht ein wenig zu weit – obgleich, wer weiß, vielleicht verwendete man in Zukunft solche Bilder?

Der Name Rafael Lenz drang nun in jedes Haus, schon morgens im Frühstücksradio, in *Fünf Minuten vor Zwölf* konnte man seine eindrückliche Stimme hören, und während Lisbeth die Wäsche zusammenlegte, lauschte sie ihrem Mann, ihrem Engel Rafael, der anderen so viel und ihr so wenig zu geben hatte.

»Sie versprechen den Menschen ewige Jugend«, hörte sie ihn reden, »sie treiben sie dazu an, auch in ihrer Freizeit *Leistung* zu erbringen, sodass nun immer mehr dürre Gestalten bei Dunkelheit durch den Wald joggen, in von Schweiß und schlechtem Atem getränkten Hallen Gewichte stemmen oder mit dem Rennrad über den Asphalt preschen. Einsam und ohne Vergnügen versuchen die Menschen, falschen Hoffnungen gerecht zu werden und voll fit, voll einsatzbereit, voll jung zu bleiben! Aber es ist genau das Gegenteil: Der neue Schädling lauert schon auf den Moment, da es dem Einzelnen zu viel wird, da sein Gehirn am Zerbersten ist und dann – dann greift er an!«

Welche liebende Ehefrau wäre nicht stolz auf solch einen erfolgreichen Gatten? Doch Lisbeth Lenz fühlte angesichts Rafaels Ruhms nichts als stille Bitterkeit. Denn so leidenschaftlich und hingebungsvoll er vor gefüllten Sälen reden konnte (fast als *verkünde* er sein Wissen), so stumm und stotternd stand er vor ihrer Frage, ob er sie denn noch liebe. »Aber Lissi, das weißt du doch …«, war alles, was ihm dazu einfiel.

Rafaels Bekanntheit wurde umso größer, je eindringlicher er auf die Menschen einredete, dass Begriffe wie Verletzlichkeit, Sterblichkeit, Begrenzung, Würde und Verzicht zurückerkämpft werden müssten, woraufhin ein einflussreicher Verleger sich genötigt sah, die abschätzige Frage zu stellen: »Wer ist dieser Mann? Ein Revolutionär, ein Visionär, ein Idealist oder ein Scharlatan?«

Doch die Minister für Wissenschaft und Gesundheit hatten selbst keine überzeugenden Antworten auf die grassierende Neue Krankheit und verliehen dem Psychiater und Psychotherapeuten Dr. Rafael Lenz in ihrer Hilflosigkeit den Titel eines Ehrenprofessors, was Rafaels Glaube an seine außergewöhnlichen Fähigkeiten derart festigte, dass ihm der Selbstzweifel als Korrektiv seines beruflichen Handelns fast völlig abhandenkam.

»Rede mit deinen Söhnen!«, ermahnte Lisbeth ihren Mann, sobald er am Abend den ersten Fuß in sein Haus gesetzt hatte. »Rede mit deinem eigenen Fleisch und Blut genauso hingebungsvoll wie mit deinen Patienten!« Was sollte er darauf erwidern? Sein ratloses Schweigen machte Lisbeth wütend: »Wo sind unsere Freunde, wo sind unsere Bekannten? Wir waren viermal als Familie im Urlaub, ganze viermal – nennst du *das* Leben?«

Kaum hatte Lisbeth Lenz ihrem Rafael diese Frage vor die Füße geworfen, bereute sie es bereits. War sie wirklich einst so dumm gewesen zu glauben, dass ihr mit der Ehe das Glück und der Sinn ihres Lebens vom Partner auf einem silbernen Tablett serviert werden würde, wenn sie nur lange genug darauf wartete?

Rafael indessen hatte eine eigene Erklärung für die Unzufriedenheit seiner Frau: Es lag an seinem Unvermögen, *wirkliche* Nähe zu zeigen und zu ertragen; denn sie machte ihm Angst, er zog dann eine Mauer hoch, als Schutz vor dem Eindringen anderer in sein wahres, bedürftiges Selbst. Neben ihm blieb ein wahrhaft Liebender ziemlich allein, genau wie er selbst.

»Übrigens«, spielte Lisbeth, weil Rafael immer noch schwieg, ihren letzten verzweifelten Trumpf aus, »ich habe deinen Vater zum Kaffee eingeladen.«

Rafael rieb sich müde die Stirn; er hatte Heinrich Lenz das letzte Mal vor drei Jahren gesehen. Damals wurden dem Großvater die Enkelsöhne *vorgeführt*, Lissi hatte darauf bestanden. Seither nur gelegentliche und oberflächliche Telefongespräche, die immer von Lydia ausgegangen waren und sich ausschließlich um die Frage nach Jakobs und Simons Befinden drehten. »Wieso das denn, wann denn?«

»Die Kinder fragten nach ihrem Großvater, und da dachte ich, vielleicht vermisst der Mann trotz allem seine Enkel auch«, sagte Lisbeth nun nicht mehr wütend, sondern traurig.

»Der vermisst niemanden, nicht einmal seinen einzigen Sohn«, gab Rafael ebenso bedrückt zurück.

»Er hat aber sofort zugesagt!«, widersprach Lisbeth und fügte dann fast flüsternd hinzu: »Fehlt *dir* eigentlich irgendjemand, Rafael?« Damit ließ sie ihren Mann bei seinem Wein sitzen und zog sich ins Schlafzimmer zurück.

Rafael trank in gierigen Zügen. Die letzte Frage traf ihn mehr als Lissi sich vorstellen konnte. »Ja«, gab er sich selbst die Antwort, »wenn ich es zulasse, dann sehne ich mich ganz fürchterlich. Nach Mutter zum Beispiel. Nach

Vater, nach jemandem, der mich liebt, wie ich bin. Nach jemandem wie Leon.«

Vor dreizehn Jahren hatte er ihn das letzte Mal gesehen. Nein, es lag *nicht* an ihm. Oder doch? In der Schulzeit und zu Beginn ihres Studiums waren sie unzertrennlich gewesen. Sie hörten einander zu, verstanden einander, sie lachten über die gleichen Dinge, und vielleicht, dachte Rafael, war ich in unserer Freundschaft derjenige, der gerne voranging und Leon derjenige, der gerne folgte – er derjenige, dem das Herz überging und Leon derjenige, der ihm half, den Schmerz zu entgiften.

Rafael seufzte tief auf und goss sich den letzten Tropfen Wein aus der Flasche. Wie geduldig, wie fraglos hatte sich Leon die Geschichte von der leidvollen Beziehung eines distanzierten Vaters zu seinem einsamen Sohn angehört, und es war kein anderer als Leon, der ihm über die ersten Tage nach Mutters Selbstmord hinweggeholfen hatte.

Rafael war der Kopf schwergeworden, er sollte sich dringend schlafen legen, aber nun ließ ihn die Erinnerung nicht mehr los: Wie war es nur passiert, dass er seinen einzigen Freund verloren hatte? Es hatte keinen Streit gegeben, es eskalierte nichts – es ging völlig lautlos zu Ende. Leon hatte eines Tages Jutta zu einer Party mitgebracht, seine erste große Liebe, und er hielt dieses Mädchen für das Kostbarste und Schönste, das er je gesehen hatte. Rafael hingegen hielt sie für übergriffig und besitzergreifend, man konnte regelrecht zusehen, wie sie seinem Freund alle Energie aussaugte.

Tag und Nacht sollte der arme gutmütige Leon für *sie* da sein, und als Jutta einmal aus Wut drohte, sich etwas antun zu wollen, da konnte Rafael sich nicht zurückhalten und beschimpfte sie in Leons Beisein als *toxisch*. Ab diesem Tag hatte sich Leon nicht mehr bei ihm gemeldet und hatte auch auf keinen Brief, auf keinen Telefonanruf mehr geantwortet.

Das Letzte, was Rafael von ihm hörte, war, dass Leon sein Diplom als Archivar fast in der Tasche hatte, aber dann durch die letzte mündliche Prüfung gefallen war und sich zum Entsetzen seiner Mutter und zur Verwunderung seines Professors weigerte, zu wiederholen. Erst viel später erfuhr Rafael durch einen gemeinsamen Bekannten, dass Jutta Leon mit einem ihrer Dozenten betrogen hatte, und Leon von heute auf morgen den Kontakt zu ihr abbrach.

Das intensive Lernen, Repetieren, ein Ziel vor Augen haben, Arzt werden, Psychiater werden, heilen können, wenn nicht sich selbst, dann andere – das hatte Rafael lange Jahre über den Verlust von Leon hinweggeholfen.

Rafael machte sich bettfertig. Im Bad brachte er sein Gesicht ganz nahe an den Spiegel heran und sagte: »Leon, ich werde dich jetzt suchen!« Dabei verspürte er eine tiefe Beglückung, eine plötzliche Erleichterung, als habe ihm jemand einen Rettungsring zugeworfen auf hoher, wogender See.

Von der Klinik aus wählte er gleich am nächsten Tag Leons Telefonnummer, die er ohne große Mühe ausfindig gemacht hatte. Er lebte noch immer in der Stadt. Rafaels Herz raste vor Aufregung und als eine Stimme sich mit »Schulze?« meldete, stand es sogar einen Augenblick still.

»Bist *du* es …?«, war alles, was er über die Lippen bekam.

»Ja, Rafael, *ich* bin es.«

Sie verabredeten sich für die nächste Woche. »Neben der Klinik ist eine kleine Weinstube, *Zum Jodelwirt*, dort können wir in meiner Mittagspause einen Happen essen«, hatte Rafael so vorsichtig gesagt, als handele es sich bei Leon um ein scheues Tier, das es anzulocken galt.

Fast hätte Dr. Lenz an diesem Abend seine Frau um die Hüften gefasst und sie jubelnd herumgewirbelt, so heiter war er mit einem Mal, ihm schien, als sei er am Ende eines langen einsamen Weges angelangt, und zu Lissis Befremden und zur Freude seiner Söhne tänzelte Rafael durch das Wohnzimmer bis ins Esszimmer hinein.

3

Mit Schwung betrat Rafael die Weinstube, man kannte und verehrte ihn dort; Sepp, der Besitzer, hatte einen liebevoll gestalteten Ordner mit den Artikeln und gedruckten Interviews »unseres« berühmten Bürgers ausgelegt.

»Darf ich Ihnen Ihren Mantel abnehmen, Herr Professor?« Rafael suchte mit den Augen den Raum nach Leon ab. Er suchte den schlankwüchsigen Freund von vor dreizehn Jahren, den mit den rabenschwarzen vollen Haaren und dem schmalen Gesicht, glaubte ihn in seiner Freude dort wiederzufinden, wo er ihn einst verloren hatte. Am Tisch in der hintersten Ecke winkte ihm ein Mann zu.

Sepps kritischer Blick pendelte zwischen dem Winkenden und dem Professor hin und her, bereit einzugreifen im Falle, ein seelisch Kranker würde hier ungehörig seinen Doktor belästigen.

Nun sah Rafael es auch: Der Mann, der Leon sein musste, wirkte auf den ersten Blick ungepflegt, so wie einer aussehen mochte, der zu viel Bier trinkt und fette Nahrung liebt, der seine Haare selten wäscht, sie nicht rechtzeitig oder selbst schneidet, und dessen Rasiermesser stumpf ist. Der lachende Mund in der Ecke gab den Blick auf einen abgebrochenen Vorderzahn frei.

»Du liebe Zeit!«, dachte Rafael, und näherte sich mit einem tapferen Lächeln.

Als Leon aufstand und ihn umarmen wollte, wich er ruckartig zurück und streckte steif seine Hand aus, und was er sich zurechtgelegt hatte, seinem Freund zu sagen, blieb ihm im Halse stecken.

»Hast du Hunger?«, fragte Rafael mit einer von jäher Ernüchterung angekratzten Stimme. Jetzt unverfänglich bleiben, nach Hunger und Durst fragen, keine verwunderte Neugierde zeigen!

Leon nahm feinfühlig die Not seines alten Freundes wahr, wollte ihm beispringen und rief sein fröhliches »Bedienung bitte« quer durch den Raum, was Sepp dazu veranlasste, mit gerunzelter Stirn an Rafaels Tisch zu eilen.

»Er ist mir peinlich«, durchfuhr Rafael ein zweiter heftiger Schmerz, als er sich gewahr wurde, dass er sich für seinen früheren Freund schämte.

Sie kamen nicht richtig ins Gespräch miteinander. Rafael war zu gefangen davon, wie Leon sorgsam das Fleisch von der Haxe schnitt, es mit der Gabel aufspießte, auf deren hinteren Teil er zuvor etwas Kartoffelsalat geschoben hatte … wie sich der Hungrige dann tief über den Teller beugte und mit Schwung die überladene Forke seinem weit geöffneten Mund entgegenführte. Erst, als der letzte Tropfen Soße mit einem Stück Brot aufgewischt war und sich Leon ausgiebig den Mund abgetupft hatte, schien er sich an seinen Tischnachbarn zu erinnern und sagte: »Du bist ja echt erfolgreich, mein Guter, ich habe dich im Fernsehen gesehen! Da hast du dich aber an ein ganz schön heißes Eisen gewagt. Lass uns darauf anstoßen!«

Rafael erhob sein Weinglas nur widerwillig. Leon erschien ihm forscher als früher – auf eine irritierende Art selbstgefälliger trotz seiner vernachlässigten äußeren Erscheinung. »Weshalb hast du dich nie gemeldet, Leon?«

Rafael musste aufs Ganze gehen, er würde sonst an der ungestellten Frage ersticken, obgleich er die Antwort längst kannte: Leon hatte sich damals doppelt betrogen gefühlt, einmal von der Liebe und ein weiteres Mal von der Freundschaft. Und ebenso war ihm längst klar, dass jener doppelte Verrat seinem Freund den Boden unter den Füßen weggezogen hatte, und er von da an niemanden mehr an sich heranließ.

Leon betrachtete still seinen Freund. Und da wollte Rafael nur noch weg: »Die Arbeit ruft! Wir reden ein anderes Mal – musst du auch noch arbeiten, Leon?«

»Ach«, winkte der lachend ab, »ich kann mir meine Zeit selbst einteilen; ich korrigiere Diplomarbeiten und erstelle Webseiten für ein Archiv, reicht gut für ein genügsames Leben!«

Nach einer linkischen Verabschiedung und dem Versprechen, einander wiederzusehen, ging Rafael nicht, sondern rannte den ganzen Weg zurück zur Klinik. Sah dabei die Menschen, die Bäume, die Autos nicht, aber deutlich jenen Tag vor sich, an dem sein Vater die drei Worte aussprach: Mutter ist tot.

Sah sich neben Lenz Senior von der Schule nach Hause trotten, sah, wie ihm beim Betreten des Elternhauses die Luft weggeblieben war und das Herz stillstand, wie Mutters karierte Schürze außen am Besenschrank hing und Lydia in der Küche herumhantierte – um den Männern, wie sie sagte, ein Mittagessen zuzubereiten – sah sich panisch wieder zurück auf die Straße rennen ... dann – ein

Blackout? Wie er damals zu Leons Wohnung gelangt war, weiß er heute nicht mehr, er musste wohl den ganzen Weg dorthin gerannt sein, so wie jetzt, blind und verstört, und hatte, wie ihm Leon später erzählte, vor des Freundes Türe »Etwas Furchtbares ist passiert! « geschrien, woraufhin Leon herausgestürmt kam, mit nacktem Oberkörper und Trainingshose, obwohl Spätherbst und kalt, und ihn, den am ganzen Leibe Zitternden, am Arm gepackt und wortlos hinunter an den Fluss mehr gezerrt als geführt hatte, ihn ins Gras drückte und streng befohlen hatte: »Und jetzt, rede!«

Zurück auf Station sah sich Rafael einer erbarmungswürdigen Schar von Patienten gegenüber, in deren welkem Blick ein Fünkchen Hoffnung aufglimmte, sobald er sich zu ihnen setzte und auf seine wundertätige Weise Trost und Zuversicht verschenkte.

Aber heute fiel es ihm schwer, er war mit seinen Gedanken im Jodelwirt. Was war dort heute Fürchterliches passiert? Sein Blick blieb im Stuhlkreis an Hubert Konzel hängen, genauer gesagt an dessen abgewetzter und schmuddeliger Trainingshose, den über dem Schmerbauch selbstgefällig verschränkten Armen und dem nachlässig rasierten Gesicht mit der trotzigen Miene, die zum Ausdruck bringen sollte, dass nicht er, sondern die Welt für sein seelisches Erlöschen verantwortlich zu machen sei. Ja – das war es gewesen: Leons äußere Erscheinung und seine Scham darüber, das war das Fürchterliche, ebenso wie der peinigende Gedanke, dass er und sein früherer Freund womöglich einfach nicht mehr zusammenpassten.

Sollte Lenz Senior etwa im Nachhinein rechtbehalten haben? Als er schon damals abfällig auf Leon herabschaute und – völlig irritiert von der großen Nähe zwischen den beiden ungleichen Jungen – seinen krummen Zeigefinger in die Höhe hob, und »Sage mir, mit wem du gehst, und ich sage dir, wer du bist« zitierte?

Rafael blickte in den Kreis seiner ermatteten Patienten, von denen er sich wünschte, dass sie nach ihrer Genesung zu einem gesünderen Leben zurückfänden ungeachtet des Ranges, den sie in der Gesellschaft dann einnehmen würden.

»Ich möchte Redezeit!«, riss Gerda Hauer ihn bissig aus seinen Gedanken. Sie hatte bemerkt, dass der Professor nicht fokussiert war auf ihre verwundete Seele, was sie nicht nur ärgerte, sondern auch kränkte.

4

Der Tag nahte, da Großvater Heinrich Lenz zum Kaffeetrinken eingeladen war.

An einem warmen Sonntagnachmittag Mitte Mai saß Rafael bei weit geöffnetem Fenster an seinem Schreibtisch: Von draußen wehte der Duft der aufblühenden Bergkirsche herein und er hatte seinen Artikel über den Einfluss des psychischen Wohlbefindens auf das Immunsystem gerade einmal grob skizziert, da überkam ihn eine große Unlust: Wozu nützte denn all das kluge Wissen? Hatte auch nur eine der wissenschaftlichen Erkenntnisse die Krankheit dort draußen von ihrem zerstörerischen Werk abhalten können? Würde auch nur einer der Sätze, die er hier niederschrieb, einen einzigen seiner Patienten heilen? Er schrieb, weil es seinem guten Ruf diente, der notwendig war, damit die Menschen ihm seine Erkenntnisse abkauften.

Heimisch fühlte er sich nur mitten im wirklichen Leid, in den Stuhlkreisen des Gruppenraumes, Auge in Auge mit denen, die nicht mehr um Ruhm und Ehre, sondern ums nackte Überleben kämpften.

»Großvater ist da!«, rief Simon durch die geschlossene Türe. »Mama sagt, du sollst kommen!«

Rafael stellte sich vors offene Fenster und atmete wieder tief ein; es war lächerlich, aber es kam einfach über ihn, sein Verstand konnte nichts dagegen ausrichten, auch nicht, als er in seinen Garten hinausfragte: »Was bist du, ein Mann oder eine Memme?« Tief, ganz tief drin saß die Angst vor dem Vater, dem erfolgreichen Unternehmer Heinrich Lenz, und diese Angst legte ihre rechte Hand auf seine linke Schulter und flüsterte: »Rafael, was hat dich krank gemacht …?« Dann ging er hinaus, um sich zu stellen.

Lisbeth hatte sorgfältig wie lange nicht mehr den Tisch gedeckt, ihn mit einem Strauß Blumen geschmückt und sogar ihre gerühmte Sachertorte gebacken, in deren Genuss die Familie nur zu ganz besonderen Anlässen kam.

»Wie geht es dir?«, schritt Professor Dr. Lenz mit gespieltem Elan seinem Vater entgegen, der ihm ohne Anzug und Krawatte noch stattlicher erschien.

»Ausgezeichnet, ich vergrößere täglich euer Erbe«, rief Heinrich und klopfte Simon, der sich neben ihn an den Kaffeetisch gesetzt hatte, zu fest auf die Schulter. »Ich habe gehört, du bist im Fußballverein?«

»Er will nicht bei den Vereinsspielen mitmachen«, antwortete Lisbeth für ihren Sohn, »und verrät mir nicht, warum.« Simon beugte sich tief über sein Tortenstück. Es gab nichts zu sagen. Denn hätte er geredet, hätte er sagen müssen, dass er Väter von Mitspielern am Rande des Fußballfeldes hatte stehen sehen, die ihre Söhne lachend anfeuerten und dass er ebenso beobachtet hatte, wie diese Väter ihren Söhnen liebevoll den Arm um die Schulter legten und sie trösteten, wenn deren *Mannschaft verloren hatte.*

Aber *sein* Vater hatte immer Wichtigeres zu tun: »Wo ist denn dein Vater, Simon? Warum schaut dein Vater nie zu, Simon?«

Heinrich Lenz wollte nun über das *Traktat* sprechen, und meinte damit den Artikel von den *Drei Fragen*, der ihm damals, bei Lissis Antrittsbesuch, von Rafael überreicht worden war, und den er so lieblos auf den Servierwagen geworfen hatte.

»Ich habe mir deine sogenannten imaginären Reisen zu Gemüte geführt«, begann Heinrich, und schob sich ein Stück Torte in den Mund. Am Tisch wurde es still.

»Vor allem deinem letzten Weggefährten – wie hieß der nochmal? – Kloppstock, dem hätte ich zu gerne meine eigenen drei Fragen gestellt: Welches Auto würde er gerne fahren, wo und wie hat er seinen letzten Urlaub verbracht, wann hat er sich ein LCD-TV mit Großbildschirm gekauft? Und jetzt – *kann* er plötzlich nicht mehr? Bei mir in der Firma fängt das auch an, mein bester Mitarbeiter fehlt seit vier Wochen, die Ärzte sagen, er habe sich mit der Neuen Krankheit infiziert, das scheint jetzt in Mode zu kommen, sich zu Tode erschöpft fühlen und dann ab ins Sanatorium …«

Während Rafael noch abwägte, ob eine ernsthafte Erwiderung der Mühe wert sei, legte Lisbeth ihrem Schwiegervater ein weiteres Stück Torte auf den Teller: »Pass auf, Rafael, dass deine *Drei Fragen* die Kranken nicht noch kränker machen«, sagte Heinrich mit erhobenem krummem Zeigefinger und halbvollem Mund, sodass ihm ein nasser Krümel bis hinüber vor Rafaels Teller flog.

»Ich dachte, du sollst den Leuten beibringen, wie man Belastungen vorbeugt und sich seelisch abhärtet gegen den neuen, geheimnisvollen Schädling, aber stattdessen predigst du ihnen, sie sollen ihre kurze Lebenszeit sinnvoller nützen, weniger Nebensächliches wollen, weniger was weiß ich: Sag *mir* mal, ich soll gemütlicher leben und dabei wettbewerbsfähig bleiben, die Gehälter pünktlich auszahlen, neue Entwicklungen vorantreiben – ich bin auch müde am Abend, aber bin ich deshalb gleich *krank*?«

»Du bist stark, Vater, und du hast als dein eigener Herr immer nur das getan, was du wirklich wolltest – und was du für richtig hieltest. Vielleicht schützt dich das«, erwiderte Rafael unsicher.

Jakob und Simon schlichen sich nun vom Tisch weg in ihre Zimmer und auch Lisbeth verschwand in der Küche. Alle wussten, dass es am Ende der Sohn sein würde, der hier geschlachtet würde.

»Ich habe dich übrigens in einer dieser Talkshows gesehen und – ganz ehrlich, Rafael – ich dachte nur: Bist du jetzt von allen guten Geistern verlassen? Merkst du denn gar nicht, dass man dich hier vor einen Karren spannt, den du für jeden in eine andere Richtung ziehen sollst? Und je mehr du über die rätselhafte Krankheit in den Medien redest, desto mehr Leute glauben, dass sie beim geringsten Anzeichen von Mattigkeit von ihr befallen sind.«

Nun hätte Rafael gerne wieder etwas erwidert, hätte dem Vater klarmachen wollen, dass er es sich zur Aufgabe gemacht hatte, mit den Kranken an einem gesünderen Lebensstil, an einer neuen Sicht auf ihr selbstzerstörerisches Verhalten zu arbeiten; doch just in dem Moment, als er zum Sprechen ansetzte, überfiel ihn ein unbezwingbarer Hustenanfall. Rafael hustete und hustete, zog pfeifend die Luft ein, bis ihm Tränen die Wangen herabliefen.

»Hast du einen Asthmaanfall?«, fragte Heinrich ärgerlich; er kannte derartige Attacken von seiner toten Frau Anna, meistens am Mittagstisch, wenn sie ihm ausweichen und sich seinen Fragen nicht stellen wollte. Heftig krümmte sie sich dann mit hervortretenden Augäpfeln, sodass der kleine Rafael glauben musste, seine Mutter sei am Ersticken. Heinrich Lenz hatten solche Szenen äußerst aggressiv werden lassen, sodass weder Mutter noch Sohn Trost von ihm zu erwarten hatten. Rafael wischte sich die Augen trocken und putzte sich umständlich die Nase.

»Ich will dir etwas zeigen«, krächzte Rafael gegen den Schleim ankämpfend, der mit den Hustenstößen in seinen Kehlkopf gelangt war. Er stand auf, schritt hüstelnd in sein Arbeitszimmer und kam mit einem Brief in der Hand zurück an den Kaffeetisch, an dem sein Vater mit verschränkten Armen, den Blick genervt an die Decke geheftet, wartete.

Schon als kleines Kind, wenn Rafael ihm *etwas zeigen* wollte, ging es um Lob, der Bub konnte gar nicht genug davon bekommen.

»Gefällt es dir, Papa, du sagst ja gar nichts, Papa«, lief er hinter ihm her, und nicht selten noch mit Anna im Gefolge; manchmal konnte er die beiden nur abschütteln, indem er sich in die Firma verzog.

Rafael rief nun auch Lisbeth aus der Küche an den Kaffeetisch zurück, stellte sich vor den beiden auf, faltete den Brief auseinander und begann zu lesen:

Sehr geehrter Herr Professor Dr. Lenz,
ich schreibe Ihnen diesen Brief im Auftrag eines Mandanten, der mit seinem Anliegen anonym bleiben möchte. Unsere Kanzlei wurde gebeten, mit Ihnen in Kontakt zu treten und Ihnen ein Angebot zu unterbreiten. Unser Mandant möchte Sie wissen lassen, dass er ein großer Bewunderer Ihrer Bemühungen um die Erforschung und Heilung der Neuen Krankheit ist und dass er gleichzeitig in Ihnen einen Pionier auf dem Feld der erzwungenen Selbstverleugnung des modernen Humankapitals erkennt. Um Ihnen, sehr verehrter Herr Professor, für dieses unvergleichlich wichtige Unterfangen die notwendige finanzielle Unabhängigkeit zu gewährleisten, möchte unser Mandant Ihnen eine Immobilie schenken, in welcher Sie sich das geeignete Umfeld für die fruchtbare Verbindung zwischen Heilung und Empirie in Gestalt einer unabhängigen Privatklinik schaffen können. Da unser Mandant im Gegenzug für seine Großzügigkeit keinerlei Wert auf gesellschaftliche Anerkennung legt, hätte er lediglich eine kleine Bitte, deren Erfüllung dem Schenker ein Herzenswunsch wäre: Im Park der besagten Immobilie soll eine Bronzeskulptur von einem Drachen errichtet werden, deren Kosten selbstverständlich vom Gönner übernommen würden. Auf dem Rücken dieses Drachen, so die Fantasie meines Mandanten, sollen zukünftige Patienten die Möglichkeit haben, ihr Potenzial und ihre Kräfte wiederzuentdecken …

Hier machte Rafael eine kurze Pause, um sich zu räuspern – er hatte immer noch einen Frosch im Hals, was seine Stimme belegt klingen ließ. Ohne einen Blick auf Heinrich und Lissi zu wagen, las er weiter:

Die Immobilie bietet Platz für einen ausgewählten Kreis von vierundzwanzig Patienten, wobei die Frage nach der Übernahme der Klinikaufenthaltskosten Ihrer Verhandlung mit den jeweiligen Privatkassen oder den Selbstzahlern obliegt; jedoch ist sich unser Mandant sicher, noch weitere Gelder von Dritten auftreiben zu können, um die Unabhängigkeit der Behandlung und Forschung zu sichern. Unser Mandant würde sich hochgeehrt fühlen, wenn Sie, Herr Professor Dr. Lenz, seinem Angebot offen gegenüberstehen würden. Bitte setzen Sie sich mit unserer Kanzlei in Verbindung, damit wir Ihnen präzisere Auskünfte über Standort und Eigenschaften des Objekts geben können.

Hochachtungsvoll,
im Auftrag Dr. W. Schmidt, Rechtsanwalt

Jetzt schaute Rafael mit erwartungsvoll hochgezogenen Augenbrauen vom Brief auf, um die Wirkung des Schreibens auf seinen Vater und seine Frau zu prüfen. An der Bewegung des Briefpapieres sah er, dass seine Hand zitterte.

»Wieso zeigst du mir das erst jetzt?«, fragte Lisbeth vorwurfsvoll – sie hätte sich einen Vertrauensvorsprung vor ihrem Schwiegervater gewünscht.

Doch Rafael antwortete ihr nicht, seine ganze Aufmerksamkeit galt den versteckten, unbeabsichtigten Regungen von Heinrich Lenz: Hellten sich seine Augen andeutungsweise auf? Wie war das leichte Zucken um seinen Mund zu deuten – Bewunderung oder eher Spott? Und was wollte sein sehr langes Schweigen sagen? »Wie beim Roulette!«, dachte Rafael verärgert. »Du stößt die Kugel an, fixierst ihr Kreisen, dann stockt dir der Atem bis zu dem Moment, da der Zufall es gut oder schlecht mit dir meint.«

»Korrigiere mich bitte«, sagte Lenz Senior, der nun den krummen Zeigefinger an sein Kinn gelegt hatte und wieder hinauf an die Decke starrte, »wenn ich hier etwas falsch verstanden haben sollte: Bietet dir ein Unbekannter an, deine eigene Klinik zu eröffnen in einem Gebäude, das er dir schenken möchte?«

»Exakt!«, rief Rafael kindlich triumphierend.

Lisbeth: »Aber das kostet doch eine Menge Geld, du musst die Zimmer einrichten, brauchst Krankenschwestern, eine Verwaltung, einen Gärtner, einen Koch, die Leute wollen essen, du brauchst Psychotherapeuten, einen weiteren Arzt …!«

Heinrich, kopfschüttelnd: »Hast du denn eine Ahnung, was es heißt, Unternehmer zu sein, Gelder zu besorgen, Gehälter zu garantieren?«

Die Kugel war im Loch, aber der erwartete Gewinn blieb aus. Rafael spülte seine von Lisbeth und Heinrich enttäuschte Erwartung nach Lob und Bewunderung mit dem letzten Schluck Kaffee hinunter, sagte: »Ich muss noch arbeiten, tut mir leid«, und machte deutlich, dass er jetzt seine Ruhe haben wollte.

Als Heinrich Lenz sich kurz darauf verabschiedete und seinem Sohn mit den Worten: »Denk gut nach, ob du dir das aufhalsen möchtest«, die Schulter tätschelte, war sie wieder da: die vertraute und gehasste Leere tief im Inneren, die wie ein schwarzes Loch alles in sich einsog, was sich kurz vorher noch seiner eigenen Grenzen und Rechte bewusst gewesen war – Rafael wusste, dass dieser lähmende Zustand Tage andauern und dass er nichts dagegen tun konnte, denn keiner kann sich selbst therapieren, dazu braucht es immer ein geduldiges und zugeneigtes Gegenüber. Manchmal genügt ein guter Freund.

Professor Lenz wollte sich die Immobilie gerne ansehen. Ob er alleine komme oder mit Familie, fragte Dr. Schmidt. Alleine, zunächst alleine.

Schon wenige Tage später schritt Rafael, zusammen mit dem von Kopf bis Fuß in reine italienische Schurwolle gekleideten Anwalt, durch ein zweiflügeliges schmiedeeisernes Tor, das mit leuchtender Goldfarbe lackiert war. Es gab den Blick auf ein prächtiges Herrenhaus frei, dessen Vorderseite aus drei gleich runden Türmen bestand, auf denen spitze Dächer wie graue Papierhüte saßen. Die ganze Fassade war von unten bis oben dicht mit Efeu bewachsen, lediglich die hohen weißen Sprossenfenster waren sorgfältig freigeschnitten worden. Dr. Schmidt führte seinen Gast wortkarg und wie in Eile um das Gebäude herum und Rafael sah, dass der hintere Teil des Bauwerkes sich in einem Halbrund und mit bodentiefen Fenstern in die Südseite des herrlichen Parks schmiegte. Zwischen zwei Marmorstatuen badender, junger und nackter Mädchen, lag ein ellipsenförmiger Teich, in dem sich schon die ersten rosa Seerosenblüten gebildet hatten.

»Wie gepflegt das alles ist!«, rief Rafael anerkennend hinüber zu Dr. Schmidt, dessen Miene sich weder aufhellte noch verdüsterte, obgleich er sich doch ebenfalls in einem Märchen wähnen müsste, in *Hans im Glück*, wo einer für seine jahrelangen Mühen einen Klumpen Gold erhält und nun damit walten und schalten durfte, wie es ihm beliebte!

»Sie nehmen das Geschenk also an?«, fragte er höflich, und schon am darauffolgenden Tag unterschrieb Professor Dr. Rafael Lenz eine Urkunde, die ihn zum alleinigen Eigentümer des Anwesens samt Herrenhaus machte.

»Kommt«, rief er am Wochenende seine Familie zusammen, »wir machen einen kleinen Ausflug!« Was so selten vorkam, dass Lisbeth sich überrumpelt, Jakob gestört und Simon sich komplett überrascht fühlte.

Sie waren eine knappe Stunde gefahren, als Rafael in eine schmale Seitenstraße einbog, die von Rotahornbäumen voll roter Blütenbüscheln gesäumt war, unterbrochen von einigen Roteichen, die dank der außerordentlichen Frühjahrswärme ebenfalls schon zart ausgetrieben hatten.

»Wie wunderschön!«, rief Lisbeth, ließ die Autoscheibe herunter, hielt ihren Kopf aus dem Fenster und schaute zu den Baumkronen empor. »Das wird ein herrliches Feuerwerk geben im Herbst!«

Da der Seitenweg am Ende leicht abwärtsführte, stellte Rafael den Motor ab und ließ den Wagen geräuschlos bis vor das goldene Tor rollen.

»Alles aussteigen!«, rief er fröhlich, und dann zog der Vater, Ehemann und zukünftige Klinikchef einen rostfarbenen großen Schlüssel aus der Hosentasche, steckte ihn mit den Worten *Sesam öffne dich* in das lange Türschloss, drehte ihn um, und stieß mit Schwung die goldenen Torflügel weit auf.

Mit einer galanten Verbeugung bat er zuerst Lisbeth hindurch, da musste sie glockenhell lachen, dann schubste er spielerisch seine beiden Söhne in den Park und schloss hinter sich das Tor.

Das Abendlicht färbte die hellen Marmorsteine des von kugelförmigen Buchsbäumen gesäumten Weges hinauf zum Eingangsportal rosarot, und eine leichte Brise ließ die Efeublätter erzittern, als grüßten sie die neuen Herren. »Das soll alles dir gehören?«, flüsterte Lisbeth überwältigt.

Und da legte Rafael sehr zärtlich einen Arm um ihre Hüfte, führte sie hinter das Märchenschloss bis an den Rand des Seerosenteiches und sagte: »*Uns*, Lissi, es wird *uns* und all den Patienten gehören, die hier in dieser Oase der Ruhe wieder zu sich selbst zurückfinden werden.«

Einen kleinen Moment wurde es Lisbeth innerlich ganz warm, so stolz war sie auf ihren Rafael: Sie löste ihr rötliches, straff nach hinten zusammengebundenes Haar, schüttelte es, sodass es, vom Abendlicht zusätzlich beleuchtet, wie flüssiges Feuer über ihren Rücken züngelte. »Wie schön sie ist«, dachte Rafael, und erinnerte sich an die Nacht vor vielen Jahren, da diese roten Flammen über sein Gesicht loderten und er, heiß und atemlos vor Begierde, sich das allererste Mal weinend in eine Frau verströmte.

Lisbeth winkte ihren halberwachsenen Söhnen zu, die ungestüm um das Gebäude rannten, glücklich, ihre Eltern so vertraut auf der kleinen Steinbank am Seerosenteich beieinander sitzen zu sehen.

Auf der Rückfahrt war es zunächst ganz still, jeder hing seinen eigenen Gedanken nach; aber dann stimmte Lisbeth ein altes Volkslied an: »*Hab oft im Kreise der Lieben im duftigen Grase geruht, und mir ein Liedlein gesungen, und mir ein Liedlein gesungen, und alles, alles war wieder gut.*«

Die Frau, die durch das Leid unzähliger Patienten während ihrer Krankenschwesterzeit auf andere immer etwas robust wirkte, sang so zart, so herzzerreißend wehmütig, dass Simon vom Rücksitz aus seine beiden Arme um den Hals seiner Mutter schlang und die Stirn auf ihre Schulter legte. »Sie ist nicht so stark, wie sie immer tut«, dachte Rafael, und während er ihrem Gesang lauschte, ergriff ihn eine schmerzhafte Sehnsucht nach ihr, als würde sie nicht direkt neben ihm sitzen, sondern für immer unerreichbar für ihn bleiben.

Dr. Lenz war jetzt von früh bis spät damit beschäftigt, allem und jedem gerecht zu werden: den Kranken ebenso wie den zahlreichen Anfragen von Redakteuren wissenschaftlicher und populärpsychologischer Zeitschriften und – seit Neuestem – der Renovierung und Einrichtung seiner zukünftigen eigenen Privatklinik. Nachdem er Chefarzt Helfrich seine Kündigung auf den Schreibtisch gelegt hatte, überschüttete ihn dieser mit zusätzlichen Arbeiten, um dem guten Ruf seiner Klinik mithilfe des Namens Lenz noch etwas Auftrieb zu verleihen.

Dr. Zwetkov ahnte, dass er sich nun nahe an Rafael Lenz halten sollte, und hatte ihm deshalb angeboten, ihn mit vollem Einsatz seiner Kräfte zu entlasten, damit dem verehrten Herrn Professor genügend Zeit bliebe, noch tiefer ins Labyrinth der Neuen Krankheit vorzudringen.

Die Reihe der Gönner und Förderer der zukünftigen Klinik wurde immer länger. Ein Großunternehmer aus der Gegend hatte ihm eine beachtliche Summe zukommen lassen und dabei in einem sehr persönlichen Begleitschreiben sein Leid geklagt: Meine Gattin leidet seit letztem Jahr unter einer chronischen Erschöpfung, ohne dass die Ärzte (wir sind bis nach Amerika auf der Suche nach Experten gereist) eine organische Ursache hätten feststellen können. Da wir vermuten, dass sie sich mit der Neuen Krankheit angesteckt hat, hoffe ich nun, dass Sie, verehrter Herr Professor, ihr helfen können. Mit Verlaub äußere ich die Bitte, dass meine Frau als eine der ersten Patientinnen in Ihre neue Klinik aufgenommen werden möge, wobei wir Ihnen für ein Zimmer mit Blick auf den märchenhaften Park zutiefst verbunden wären.

»Lässt sich einrichten«, dachte Rafael, denn natürlich konnte er die großzügige finanzielle Unterstützung gut gebrauchen; auch lagen ihm die Worte seines Vaters in den Ohren: »Ohne Geld versinken die kühnsten Vorhaben im Sumpf der Utopie!«, hatte der erfahrene Geschäftsmann Lenz Senior mit erhobenem krummem Zeigefinger gewarnt, und dann noch hinterhergeschoben: »Du bist schließlich kein Albert Schweitzer!«

Seit er Leon Schulze vor vielen Monaten wiedergesehen hatte, ließen ihn die Gedanken an ihn nicht mehr los. »Was will ich von ihm?«, fragte sich Rafael wieder und wieder. Seinen Freund zurück. Den von damals. Den, mit dem er sich halb totlachen konnte über irgendeine Kleinigkeit, mit dem er weit hinausgeschwommen war in die Mitte des Sees, und wer als Letzter wieder am Ufer war, musste eine Fliege schlucken oder sonst eine eklige Probe bestehen.

Wenn der eine sich nicht meldete, dann sorgte sich der andere. Neben Leon war seine innere Einsamkeit wie weggeblasen, ein einziger Mensch konnte ihm geben, was andere ihm nachlässig und lieblos vorenthielten. Er wollte ihn dringend wiedersehen, schauen, was noch übriggeblieben war von seinem damalig besten Freund. Er würde ihm seine zukünftige Klinik zeigen. Nicht, um sich von ihm bewundern zu lassen oder gar seinen Neid zu erwecken, sondern um sein Glück mit ihm zu teilen.

Am Abend eines herrlichen Herbsttages fuhr Rafael wieder ganz langsam auf der schmalen Seitenstraße entlang, an deren Rand die Rotahornbäume und die Roteichen das von Lisbeth prophezeite Feuerwerk abbrannten; er wollte für Leon, der neben ihm saß, die Spannung steigern.

Stolz stieß er vor ihm die goldenen Torflügel auf, vergaß neben seiner Aufregung, wie all die Pracht auf seinen Freund wirken mochte, führte den Gast hinter die drei karminrot leuchtenden Türme, bis an den Seerosenteich, an dessen Rand zwei Klappstühle neben einem Tischchen mit einer Flasche Wein und einem Teller Butterbrezeln standen.

Duftete es nach Rosmarin und Eukalyptus? Leon nahm andächtig auf seinem Klappstuhl Platz: »Glück muss man haben«, dachte er, und freute sich mit Rafael, dem der inzwischen warm gewordene Wein über jede Befangenheit hinweghalf, sodass es ihm völlig egal wurde, ob Leons äußere Erscheinung ein Spiegel seiner Seele oder nur uneitle Nachlässigkeit war, und als die frühe Dunkelheit sich über den Park legte, da breitete Rafael eine Decke über sich und seinen Freund aus, und die beiden ungleichen Männer redeten und redeten, so wie es ihnen von früher her vertraut war.

Leon erzählte, wie seine Mutter vor fünf Jahren sehr krank geworden war und er sie ein halbes Jahr bis zu ihrem Tode zuhause gepflegt hatte.

»Ich hatte mich während der Zeit arbeitslos gemeldet, bin bei ihr eingezogen, um von morgens bis abends und auch in der Nacht, bei ihr zu sein. Sie hatte ja nur mich, das weißt du ja, hat mich als Witwe ganz alleine großgezogen – da ist man sich schon unheimlich nahe.«

»Ja, Leon, ich weiß.«

»Kennst du das, Rafael, wenn dich in den Nächten eine panische Angst aus dem Schlaf reißt und du nicht weißt, was dich eigentlich bedroht? Es begann zwei Wochen nach Mutters Begräbnis und war das Schrecklichste, das ich je erlebt habe. Diese furchtbare Stimme in meinem Kopf: Du gehörst niemandem mehr an, du bist nun völlig allein … gegen diese Angst half mir leider nur der Alkohol, viel Alkohol, damit ich es überhaupt aushalten konnte.«

»Du hättest mich anrufen sollen«, unterbrach ihn Rafael leise.

»Das Schlimme war, fuhr Leon fort, je mehr ich trank, desto gleichgültiger wurde mir alles. Mir war es egal, ob ich gesund oder krank, fett oder mager war, ich ging nicht zum Arzt, nicht mehr zum Friseur, und keiner Arbeit nach – ich lebte vorübergehend von Sozialhilfe. In mir war alles so leer und so still – das fühlt sich schlimm an, Rafael. Und dann diese Gänge zum Arbeitsamt! Es ist so demütigend, wenn du nur noch verwaltet und misstrauisch kontrolliert wirst, nachweisen musst, dass du bedürftig bist und von den Blicken der Angestellten abliest, dass wer nicht arbeiten will, auch nicht essen sollte. Dort, in den tristen Abfertigungsräumen wird dir schnell klar, dass du nur dann von Wert bist, wenn du nach den Regeln der Gesellschaft funktionierst, wenn du permanent unterwegs bist – nicht etwa, um Besseres zu erreichen, sondern um den Anschluss nicht zu verlieren.«

Rafael schwieg lange. Es war nicht notwendig, mit seinem Freund in allem einer Meinung zu sein, die Harmonie zwischen ihnen ergab sich aus Leons ehrlichem und einfühlsamen Wesen heraus.

In einem der alten Kastanienbäume ertönte der spitze Schrei eines aufgeschreckten Vogels: Es war spät geworden. Aber keiner von den beiden hatte das Gefühl, wertvolle Zeit vergeudet zu haben, sie genossen jeden einzelnen Augenblick.

Stockfinster war es, denn die Parkleuchten hatten noch keinen Strom, und dennoch oder gerade deshalb schien alles so wunderbar friedlich, als hätte, was zuvor verstreut umherlag, nun wieder an seinen festen Platz zurückgefunden.

Rafael leuchtete mit seiner Taschenlampe den Weg zum goldenen Tor aus.

Tief atmeten sie die feuchten Gerüche der Gräser ein und wäre es nicht so dunkel gewesen, hätte jeder sehen können, wie hier zwei Gesichter von innen heraus leuchteten.

5

Nach sorgfältiger Renovierung und Einrichtung der Privatklinik begann Rafael mit der Suche nach passenden Mitarbeitern.

»Hilfst du mir, Lissi?«

»Wie ... helfen...?«

»Möchtest du in meiner Klinik mitarbeiten?«

»Als was?«

»Nun, als Leitende Krankenschwester ... du könntest das Pflegepersonal überwachen.«

Aber nein. Lisbeth Lenz wollte nicht um alles in der Welt. Sie wollte etwas ganz anderes machen. Jemand anderes sein als die Frau von ..., die Mutter von ..., und am allerwenigsten die Angestellte ihres eigenen Mannes. »Ich habe keine Lust mehr, hinter etwas zu kommen, hinter deiner Arbeit, hinter unseren Söhnen, hinter deinen Patienten«, stieß sie mit einer solchen Heftigkeit hervor, dass Rafael sich beinahe für seinen Vorschlag entschuldigte.

»Vielleicht«, versuchte es Rafael noch einmal, »würde es uns einander wieder näherbringen, wenn wir etwas zusammen aufbauten.«

Aber Lissi schüttelte wieder heftig mit dem Kopf und gleichzeitig wurde ihr schmerzlich klar, dass sie sich mit ihrem widerborstigen Trotz immer weiter von der Vorstellung einer harmonischen Beziehung entfernte. Nach kurzer Zeit war nur noch die Stelle eines Oberarztes unbesetzt, denn es hatte sich herumgesprochen, dass dort hinter dem Goldenen Tor etwas Einmaliges am Werden war, und viele wollten dabei sein.

»Den Richtigen zu finden, kann über Glück und Unglück entscheiden, fast wie bei der Wahl eines Lebenspartners«, hatte Dr. Helfrich gesagt, bei dem es Andrej Zwetkov vor drei Jahren mit der Bewerbung einmal versucht hatte.

Helfrichs Antwort war für Andrej Zwetkov wie ein Faustschlag in die Vorstellung von sich selbst: »Führung in unserem Fach«, sagte der Chef, »bedarf einer überdurchschnittlich hohen emotionalen Intelligenz! Man muss das Leiden anderer aus einem natürlichen, tiefen Mitgefühl heraus verstehen, und man braucht – jenseits des Gehaltszettels, jenseits eigener Strebungen und Egoismen – eine besondere Berufung für den Dienst an unseren erkrankten Mitmenschen.«

»Ich habe mich stets weitergebildet«, hatte der Abgewiesene sich zu rechtfertigen versucht. »Ich kenne die neuesten Leitlinien, ich weiß, wie der Erfolg einer Behandlung gemessen wird.« Woraufhin Dr. Helfrich ihm – was sich für Andrej demütigend anfühlte – beschwichtigend die Hand auf die Schulter legte und sagte: »Heilung, lieber Kollege, kann immer nur aus einem verstehenden und liebenden Herzen heraus gelingen, und niemals anhand eines Lehrbuches. Unsere Kranken ein Stück des Weges zu begleiten und sie dabei ein Weilchen vor den kalten Stürmen des

Lebens zu beschützen – das ist im Grunde auch schon alles, was wir Therapeuten für sie tun können.

Kurz: Zwetkov hatte die Stelle als Oberarzt bei Helfrich nicht bekommen. Jetzt wollte er es noch einmal versuchen. Bei Lenz. Er und Lenz: Systematik gepaart mit Intuition, eine vielversprechende Verbindung.

Verehrter Herr Professor Dr. Lenz,
gerne würde ich Ihnen als Leitender Oberarzt mit ganzer Hingabe und all meiner Erfahrung in Ihrer neuen Klinik zur Seite stehen …

In diesem Stil füllte er eine ganze Seite edlen Briefpapieres, was seine Wirkung auf Rafael nicht verfehlte, und die beiden Ärzte wurden sich nach einem freundschaftlichen Gespräch einig, dass sie als Meister und Geselle gegen die rasant um sich greifende Neue Krankheit ins Gefecht ziehen wollten.

Gerade, als Rafael sich Zwetkovs Bewerbungsschreiben noch einmal Wort für Wort durchlas, weil es einen ganz anderen Andrej offenbarte als den, den er kannte, schaute Lisbeth, die neben ihm im Bett lag, von ihrem Lehrbuch *Die Webschule* auf: »Ein Herr Leon Schulze hat angerufen und wollte dich sprechen.« Rafael ließ den Brief auf die Bettdecke sinken und tat überrascht.

»Er meinte, er sei ein alter Freund von dir?«

Rafael nuschelte hinter vorgetäuschtem Gähnen: »Ein alter Schulfreund. Wir haben uns vor einer Weile zufällig in der Stadt getroffen, hatten uns die letzten dreizehn Jahre völlig aus den Augen verloren.«

»Was will er denn jetzt von dir?«

»Keine Ahnung, vielleicht wieder mein Freund sein?«

»Und du, möchtest du das auch?«, fragte Lisbeth zaghaft, als wolle und wolle sie nicht, dass Rafael einem Menschen nahestand, der nicht sie oder ihre Kinder waren.

»Ach, ich weiß nicht, er hat sich stark verändert – äußerlich meine ich – ich glaube, er gibt sich keine rechte Mühe.« Es tat weh, auf diese Weise über jemanden zu sprechen, der ihm einst ebenso nah war wie die eigene Mutter, anders nah, aber in Wahrheit unerlässlich.

Nicht lange nach diesem Gespräch, an einem Wochenende, drückte Leon die Klingel neben der vornehmen Jugendstiltüre seines früheren Freundes. »Was ein teurer Einlass!«, pfiff er leise durch die Zähne und bewunderte das farbige Oberfenster und die blumigen Verzierungen. Lächelnd strich er mit dem Finger über das goldene Messingschild, auf dem mit großen Buchstaben: *Familie Prof. Dr. Lenz* graviert war, ein Geburtstagsgeschenk von Lisbeth, das Jakob und Simon ihrem Vater einst auf einem mit Blumen geschmückten Tablett überreichen durften.

Leon war sich völlig im Klaren, dass er gemustert werden würde, und hatte sich deshalb besonders sorgsam rasiert, sich die Haare schneiden lassen und das blaugestreifte Hemd angezogen, das er für besondere Anlässe seit Jahren schonte. In der Nacht am Seerosenteich hatte ihn Rafael durch die Blume wissen lassen, dass auch der genügsamste Mensch bestimmte Dinge haben, behalten und pflegen müsse, um gesund zu überleben; in den vergangenen Jahren war Leon sich selbst dafür nicht wichtig genug, und anderen erst recht nicht.

Leon trat ein und hielt Lisbeth Lenz einen kleinen gelben Tulpenstrauß entgegen: »Ich bin Leon«, sagte er, »ein alter Freund von Rafael.« Er wurde freundlich zu Tisch gebeten und Lissi servierte einen gekauften Kuchen, sie hatte zum Selberbacken keine Lust gehabt, und jetzt wusste sie, ehrlich gesagt, auch nicht recht, worüber sie sich mit dem Gast unterhalten könnte. Jakob und Simon sprangen ein, verwickelten Leon geschickt in ein Gespräch über die neuesten Computerspiele, während Rafael einfach nur schweigend – in Wirklichkeit aber auf Kohlen – dasaß, denn trotz allem Wohlwollen konnte nichts darüber hinwegtäuschen, dass Leon einer anderen Welt – einer anderen Kaste angehörte.

Lisbeth entschuldigte sich bald, sie habe noch einen wichtigen Termin in der Stadt, was der Wahrheit entsprach, sie wollte nun endlich neue Saiten auf ihre E-Gitarre aufziehen lassen, denn sie hatte sich entschlossen, wieder mehr zu üben, wieder mehr zu jener Frau zu werden, die sie vor ihrer Rolle als Mutter und Gattin und Hausfrau einmal gewesen war. Rafael und Leon setzten sich noch ein Weilchen mit einem Glas Wein auf das edle Ledersofa: »Schön habt ihr es hier«, meinte Leon.

»Von nichts kommt nichts«, entglitt Rafael die Antwort wie ein Pistolenschuss, und er schämte sich sofort dafür.

»Du meinst, ich hätte mich mehr bemühen sollen, dann hätte ich es auch so gut wie du?«

»Keine Ahnung, vielleicht», murmelte Rafael, der doch gar nicht über Leistung und Erfolg reden wollte, das führte doch geradewegs hinein in die Gewinner- und Verliererbilanz. Wie konnte er nur so herablassend sein?

Leon hob das Weinglas vor seine Augen und schaute hindurch. »Ich habe es eine Zeitlang probiert, weißt du, aber es gefiel mir nicht. Tagein tagaus gegen meine eigenen Überzeugungen anzuarbeiten, gegen die Erwartung, rund um die Uhr verfügbar zu sein. Das war nichts für mich. Sie hätten mich fertiggemacht. Jetzt bin ich mein eigener Herr: kein feiner, aber ein freierer, verstehst du?«

Rafael wischte mit der Hand einen Fleck von dem teuren Marmortisch – Leon hatte sein Glas nicht auf den Untersetzer gestellt und Lissi konnte da sehr ungnädig werden.

Überhaupt: wie Leon sich wohlig in das teure Leder fläzte; für ihn machte es offensichtlich keinen Unterschied, ob er auf einem wackeligen Klappstuhl oder auf einem Designersofa saß.

»Alles hat seinen Preis, nicht wahr, Rafael? Dein Vater hat dir von klein auf eingeimpft, dass du ohne Arbeit nichts bist. Dass es nicht reicht, ein guter Mensch zu sein, du musst auch ein erfolgreicher sein. Die Neue Krankheit da draußen wird das vielleicht wieder zurechtrücken, das mit dem Erfolg meine ich.«

Rafael blieb stumm. Versuchte Leon, sich dafür zu rechtfertigen, dass er nicht mehr aus sich gemacht hatte? Aber mit dem Herzen gab er seinem Freund in allen Punkten recht.

»Ich werde mal lieber aufbrechen, es wird schon wieder spät«, sagte Leon mit Blick auf die antike Standuhr, die mit einem dumpfen Rasseln ihre Gongschläge für die ganze Stunde ankündigte. Er wollte fort sein, bevor Lisbeth Lenz zurückkam. Natürlich spürte er, dass es mit der Ehe seines Freundes nicht zum Besten stand: Es steckte in den Ritzen der Wände und spiegelte sich in den großäugigen Blicken der beiden Buben.

Vor der Haustüre zog er Rafael in eine herzliche Umarmung und klopfte ihm freundschaftlich den Rücken. »Schon gut, war schön, wir sehen uns«, murmelte Rafael und schaute sich verlegen um: Die Nachbarn könnten sich wundern.

Es muss an einem Mittwoch oder einem Donnerstagabend gewesen sein, auf den Straßen und dem Rasen im Vorgarten glitzerte schon der erste pudrige Schnee im Schein der Straßenlampen, als Frau Lisbeth Lenz ihren Mann im Mantel und mit verschränkten Armen vor der Haustüre erwartete.

»Wir müssen reden, und zwar dringend«, empfing sie ihn ohne Gruß, und wie seit langem schon nicht mehr mit Kuss. Sie wollte über ihre Ehe reden.

»Jetzt gleich?«, fragte Rafael entgeistert, er hatte auf einen gedeckten Abendbrottisch gehofft.

Sein Herz begann, schneller zu schlagen. Er kannte diese unaufschiebbaren Zwiegespräche aus seinen Therapiesitzungen mit verstrittenen Paaren. Nun waren offenbar er und Lissi selbst an der Reihe.

»Ich bin müde, Lissi, geht das nicht am Wochenende?«

»Setz dich bitte!» Lisbeth wirkte entschieden, und zeigte auf seinen Stuhl am leeren Esstisch.

»Wo sind die Kinder?«

»Bei Freunden.«

Und dann stellte Lissi ihm ohne Umschweife die uralte Frage mitten in sein klopfendes Herz hinein. »Liebst du mich noch, Rafael, SIEHST du mich noch?«

Und nachdem er eine, allerhöchstens zwei Sekunden gezögert hatte, warf sie ihm vor, seine Antwort hätte prompt und ohne zu überlegen kommen müssen, ansonsten sei sie eh gelogen.

»Aber Lisbeth ... was ist denn nur los mit dir? Ich weiß ja, dass ich mehr Zeit mit euch, mit dir verbringen sollte, das würde ich auch liebend gerne, aber ich habe dermaßen viel zu tun, dass ich manchmal selbst nicht mehr weiß, wie ich das alles schaffen soll.«

»Wie du es schaffen sollst, mich zu berühren, wie du es schaffen sollst, mit mir zu schlafen, wie du es schaffen sollst, dich mehr für deine Söhne zu interessieren? Noch einen Artikel schreiben, noch eine Rede vorbereiten, nochmal eine Stunde länger in der Klinik bleiben – soll *das* unser Familienleben sein?«

Rafael war aufgestanden und lief unruhig um den gewaltigen mechanischen Hochwebstuhl herum, den Lissi sich von Heinrich Lenz ausgeliehen hatte, und mitten vors Blumenfenster aufstellen ließ. In einem großen Korb lagen Wolle und Seide in leuchtenden Farben, sogar in Gold und Silber, daraus wollte sie einen Wandteppich weben nach dem Farbmuster von Gustav Kimts »Der Kuss«. Ein neues Hobby, eine neue Beschäftigung, Lisbeth stellte sich vor, dass wenn der Teppich erst einmal fertig wäre, ihr eigener Weg vielleicht eine Richtung gefunden hätte.

»Was kann ich tun, Lisbeth?» Rafael blieb hinter dem Stuhl seiner Frau stehen und streichelte ihr scheu übers rotschimmernde Haar, das ihr offen über den Rücken fiel. Wieder erinnerte er sich, wie die nach Jasmin duftenden Locken seine nackte Brust gestreichelt hatten, wie sie sich über seine Augen gelegt hatten und er ihrem lustvollen Seufzen lauschte … Das war lange her.

Lisbeth weinte nun in ihre Hände hinein, denn sie wusste auch nicht mehr, was Rafael hätte tun können, um sie glücklich zu machen. Die Zeit stand kurz still. Dann begann die Standuhr zu rasseln. Es war wohl einer der einsamsten und traurigsten Momente zweier Seelen, die sich trotz aller Zuneigung fremd geworden waren.

Draußen hatte leichter Schneefall eingesetzt, bald würde die Adventszeit, die gemütliche, kerzenbeleuchtete Adventszeit im Kreise der Lieben beginnen.

6

Im Spätfrühling des darauffolgenden Jahres war nicht alles, aber manches gut geworden; insbesondere die private Klinik des Professors Dr. Lenz, die nach schwerer Mühe und Arbeit endlich startbereit war. Rafael hatte nichts dem Zufall überlassen, was ihn mehr als einmal an den Rand der Erschöpfung gebracht hatte; aber nun überdeckte seine Vorfreude alle vergangene Anstrengung.

Die Einweihungsfeier sollte im Park an einem herrlichen Maientag um die Mittagszeit stattfinden. Pfingstrosen funkelten wie Rubine, und blaue Akeleien leuchteten wie Saphire neben dem weißen Schaumkraut, das sich an die Kieswege schmiegte; im Seerosenteich spiegelte sich der wolkenlose Himmel.

Die runden Stehtische für den Aperitif verteilten sich über den gesamten Park und neben der goldglänzenden Drachenskulptur (das Tier hebt den Kopf und spreizt die Flügel) war das mit Blumen geschmückte Rednerpult aufgestellt worden.

Der Drache, so Rafaels Idee, wäre zunächst verhüllt, und er selbst würde ihn vor den Augen seiner Gäste – begleitet von der Musik eines Geigentrios und seinen Dankesworten für den unbekannten Gönner – enthüllen.

»Wärst du bereit, Leon, dich an das goldene Eingangstor zu stellen, um dir von den Gästen ihre Einladungskarten zeigen zu lassen? Ich würde dir einen schwarzen Anzug und weiße Handschuhe besorgen, das wäre doch lustig, oder?«

Rafael wollte Leon gerne dabeihaben und nicht dabeihaben, zumindest nicht in der Rolle eines engen – nein, eines gleichberechtigten – nein, eines *gleichrangigen* Freundes.

Leon erkannte die Not seines Freundes, was ihn kränkte, aber letztendlich überwog die Freude, dass Rafael ihn zweifellos wieder brauchte und zu sich rief.

Und dann – Film ab: Ranghohe Vertreter aus allen Bereichen der Wirtschaft flanierten an der Seite ihrer festlich gekleideten Ehefrauen mit Champagnergläsern durch das märchenhafte Anwesen, parlierten vornehm lächelnd mit Betriebsratsvorsitzenden und Gewerkschaftsbossen, mit Chefärzten und Pflegekräften, mit den Vorständen der Kassenärztlichen Vereinigungen sowie mit Spitzenvertretern gesetzlicher und privater Krankenkassen.

Freundliche Einmütigkeit wetteiferte mit der allseitigen Hoffnung, dass hier der Ort war, an dem ein leidenschaftlicher Professor der Neuen Krankheit ein Ende setzen möge, ohne dass auch nur einer der Anwesenden Federn dabei würde lassen müssen.

Wer hielt sich dort hinten nachdenklich und ernst an seinem Glas Wasser fest? Es war der Chef der Deutschen Rentenversicherung. »Wahrscheinlich«, dachte er, »bleibt am Ende doch wieder alles an uns hängen.«

Professor Dr. Lenz jedenfalls nahm es als gutes Omen, dass es ihm gelungen war, in Eintracht zu vereinen, was sich sonst gerne mied: Journalisten medizinischer Fachzeitschriften prosteten den Autoren neuester Therapieansätze gönnerhaft zu. Psychotherapeuten, Heilpraktiker und Soziologen, die wertvolle Ratgeber für die Selbstbehandlung der Neuen Krankheit verfasst hatten, mit Titeln wie *Brennt die Menschlichkeit aus*? *Geh nicht so fügsam in die dunkle Nacht*! oder *Schluss mit der Selbsterübrigung*! standen eng zusammen und tauschten kluge Gedanken über die neue Volkskrankheit aus, leidenschaftlich angefeuert von einem hohen Tier aus der Pharmaindustrie, das als großzügiger finanzieller Förderer der Klinik nicht namentlich genannt werden wollte.

In seinem Glas schwenkte dieser mächtige Mann den sündhaft teuren Whisky mit bewundernswerter Lässigkeit und Eleganz, untermalt von einem gütigen Dauerlächeln, während sein Stiernacken und die spiegelnde Glatze mit der Abendsonne um die Wette leuchteten:

»Wir arbeiten fieberhaft an einem präventiven Medikament für Menschen mit erhöhtem Infektionsrisiko«, rief er bewundernswert siegesgewiss, und dann schob sein starker Arm Rafael in eine stille Ecke.

»Sie, verehrter Dr. Lenz, werden uns mit Ihren Daten eine wertvolle Hilfe sein, indem Sie Kriterien für eine frühzeitige Prognose für die neuen Epidemien erarbeiten und wissenschaftlich zementieren: Ganz fantastisch, ganz große Hausaufgabe! Deutliche Anzeichen für eine beginnende Erkrankung«, fuhr der Mann fort, »wären unter anderem die Anzahl der Fehltage am Arbeitsplatz, das auffällige Ansammeln von Überstunden, vor allem in der dunklen Jahreszeit, die Online-Zeiten nach Feierabend, anfangs bis weit nach Mitternacht, dann plötzlich stetig abfallend, und – was ich für besonders aussagekräftig erachte – die Stärke der Resilienz eines Mitarbeiters während der Zielerreichungsgespräche, wenn er sich selbst beziehungsweise die Qualität seiner Arbeit beurteilen soll.«

Selbstverliebt lauschte der Pharmakönig dem Nachklang seiner eigenen Worte und zog einen kräftigen Schluck Whisky durch die blendend weißen Zähne.

Rafael war beeindruckt, wenngleich es ihm nicht einleuchten wollte, wie die Neue Krankheit mit der bloßen Einnahme eines Medikamentes aus dieser Welt geschafft werden könnte. Aber Ja: Er konnte und wollte behilflich sein, worauf der imposante Mann ihm auf eine Weise die Schulter tätschelte, die ein bisschen Herrlichkeit zu ihm, dem tapferen Psychiater und Psychotherapeuten, herüberfließen ließ.

Schließlich kam der Moment, da Dr. Lenz das Rednerpult besteigen sollte, um seine hochverehrten Gäste herzlich willkommen zu heißen.

Er hatte Lisbeth und die Kinder gebeten, sich an seiner linken Seite aufzustellen, während sein frisch ernannter Oberarzt Dr. Andrej Zwetkov zu seiner Rechten respektvoll Haltung annahm. Hinter ihnen harrten drei Geiger auf ihren Auftritt. Noch bevor Rafael mit seiner Rede beginnen konnte, flüsterte Lisbeth ihm etwas ins Ohr und zeigte mit einer Kopfbewegung in die erste Reihe: Dort, zwischen einem steif dasitzenden Heinrich Lenz und den Eltern von Andrej Zwetkov, die eigens aus Moskau angereist waren, hatte sich Leon Schulze niedergelassen und winkte mit weißen Handschuhen aufmunternd hinauf zu seinem Freund.

»Voll des Dankes«, begann Rafael, »bin ich für die überwältigende Unterstützung, die ich von allen Seiten erfahren durfte; aber in ganz besonders tiefer Schuld stehe ich bei meinem namenlosen Gönner, der mir eine wunderbare Immobilie vertrauensvoll in die Hände und ans Herz gelegt hat, um mich an diesem friedlichen Ort der Ruhe und der Kraft unermüdlich dem Wohl und der Heilung meiner zukünftigen Patienten zu widmen; auch will ich mit meinen Beobachtungen die Wissenschaft bei ihrem Versuch unterstützen, den Krankheitserreger in seiner Beschaffenheit zu enträtseln.«

Hier legte Rafael eine kurze Pause ein, und Jakob zog mit einem kräftigen Schwung die Abdeckung vom Drachen, während das Gegentrio einen zügigen Marsch anstimmte …

»Diese Drachenskulptur, ebenfalls ein Geschenk des unbekannten Gönners, soll symbolisch für die Selbstheilungskraft aller Erkrankten hier bei uns im Park stehen.«

Der Pharma-König hatte sich von seinem Stuhl erhoben und applaudierte mit erhobenen Armen lange und fordernd …

»Wir müssen umkehren, zurück zu Mitmenschlichkeit und Toleranz, und wir müssen unser aller Recht auf ein selbstbestimmtes und gesundes Leben zurückerobern … Wir müssen, verehrte Damen und Herren, uns begnügen lernen, denn bei der Treibjagd auf mehr Erfolg und mehr Reichtum sind wir nicht die Jäger, sondern die Gejagten. Ich danke Ihnen!«

Rafael dankte noch seiner Familie: seiner geduldigen Frau und seinen lieben Söhnen, die auf ein normales Familienleben zum Wohle der Kranken verzichten müssen. An dieser Stelle überreichte Oberarzt Zwetkov der tapfer lächelnden Arztgattin einen ausladenden blutroten Tulpenstrauß. Danach erhob Professor Dr. Lenz beide Arme und ein gewaltiger Schlussapplaus brandete an. Allein Heinrich Lenz rieb sich sorgenvoll das Kinn: »Habe ich je in meinem Leben so unwirklich auf die Welt gesehen?«, dachte er, während Rafael sich dankbar und stolz vor seinen Gästen verbeugte.

Sie würden, das dachte Unternehmer Heinrich Lenz ebenfalls, seinen Jungen eine Weile anfeuern und ihn dann, wenn er nicht lieferte, kurzerhand abschießen.

Sein Sohn war immer schon so sensibel und träumerisch, so sacht wie seine Mutter, also von *ihm* hatte Rafael leider gar nichts.

Wäre er zu ihm in die Firma gekommen, zu seiner Rechten, hätte er ihm vielleicht beibringen können, wie man in die Gewinnzone kommt und dort auch bleibt. Ein Jammer!

All diese unguten Gedanken bedrückten Lenz Senior so sehr, dass er dieser zweifelhaften Gesellschaft möglichst schnell den Rücken kehren wollte, und sich den Rundgang durch die Klinik ersparte; das war einfach nicht seine Welt. Keine zwei Stunden später befand sich auch Familie Lenz auf der Heimfahrt.

Im Auto war es still. Auf der Zufahrtsstraße blühten wieder die Rot-Ahorn-Bäume. Jeder schien in seine eigene Welt versunken. Wo war eigentlich sein Vater beim Rundgang durch die Klinik abgeblieben? fragte sich Rafael. Dass Heinrich Lenz überhaupt zur Eröffnung erschienen war, wunderte ihn; es gab ja nur noch so wenig zwischen ihnen, lediglich zu Geburtstagen und zu Weihnachten kurze Gespräche und Glückwünsche am Telefon, und gelegentlich brachte Lissi die beiden Buben an einem Sonntagnachmittag für ein paar Stunden zu Lydia, wo Großvater Lenz dann seinen abgewetzten Zauberkasten hervorholte, um seinen staunenden Enkeln ein paar Tricks vorzuführen, genau wie früher bei ihm. Jetzt sind ihm die Jungs schon langsam zu groß, dachte Rafael, jetzt weiß Vater nichts mehr mit ihnen anzufangen; er wartet ihre Jugend ab und wird sie erst wieder als Erwachsene ins Visier nehmen. Lisbeth war ebenfalls ungewöhnlich still. Sie dachte an das fruchtlose Zwiegespräch Ende letzten Jahres zwischen Rafael und ihr.

Jetzt würde sie ihren Mann – und die Buben ihren Vater – noch seltener zu Gesicht bekommen. Gut, dass es Detlef gab; der hatte sie beim Vorspielen aus seinen himmelblauen Augen so lange und interessiert angesehen, dass es ihr ganz herrlich heiß geworden war. Detlef war der Leiter der städtischen Big Band, er hatte einen Gitarristen gesucht und sie hatte sich kurzentschlossen gemeldet.

»Ich werde versuchen, die Klinik abends so rechtzeitig zu verlassen, dass wir noch etwas Zeit miteinander verbringen können«, sagte Rafael in das allgemeine Schweigen hinein.

»Rechne aber damit, dass ich gelegentlich nicht zu Hause sein werde – ich bin neues Orchestermitglied bei den ›Ungehorsamen Stadtmusikanten‹, wir treten im ganzen Land auf. Da werde ich öfter übers Wochenende unterwegs sein«, verkündete Lisbeth mit einer Selbstverständlichkeit, die keine weiteren Fragen zuließ.

Rafael wusste nicht, ob er sich freuen oder fürchten sollte, während Simon versuchte, die Situation zu entspannen und »Toll, Mama – *du* und die ›Ungehorsamen Stadtmusikanten‹! Jetzt wird wieder gerockt«, rief. Vielleicht, dachte der empfindsame Junge, würde jetzt alles wieder gut.

7

Die Auswahl der vierundzwanzig Patienten stand nach einem kriegerischen Wettkampf um die begehrten Behandlungsplätze endgültig fest. Hinter den Infizierten schlossen sich schützend die goldenen Torflügel und geschmeidig spielte sich der Klinikalltag ein, denn – vom Oberarzt bis hinunter zum Koch und seinen Gesellen – alle gaben mit Leidenschaft ihr Bestes.

Als kaufmännischen Direktor hatte Rafael Dr. Franz Sentis aus einer bekannten Psychosomatischen Klinik abgeworben. Die beiden Männer hatten sich auf einem Ärztekongress in der Schweiz kennengelernt, und – wie so üblich –

eine halbe Nacht lang miteinander getrunken und gefachsimpelt.

Sentis war ein äußerst gut gekleideter Mann in seinen Fünfzigern. Gewandt – fast anmutig in seinen Bewegungen – verbarg er kunstvoll sein ausgefallenes Haar unter einem jugendlichen Toupet, an den Füßen feinstes italienisches Leder, auf der Haut das Bukett, nein, das *liebliche* Bukett eines Duftwassers.

Um drei Uhr in der Früh stieß Sentis diskret auf und prophezeite sodann, dass es aufgrund der Massenkrankschreibungen zu Engpässen in den Unternehmen kommen MÜSSE, noch mehr Arbeit auf diejenigen verteilt würde, die noch da sind, und die Kosten durch die Lohnfortzahlungen ins UNERMESSLICHE steigen würden – und mit dieser weitsichtigen Vorhersage hatte er Professor Lenz von seiner volkswirtschaftlichen Kompetenz überzeugt.

Natürlich war von Anfang an klar, dass Rafael höchstpersönlich die Leitung der Gruppensitzungen übernehmen würde. Sich zur Seite hatte er Ines Kümmerlein gestellt, eine Krankenschwester mit Leib und Seele, an Leib ein wenig mollig, was dem Stress geschuldet sein mochte, aber bis in die Seele hinein treu und mitfühlend. Ihrem neuen Chef gefiel sie einfach, vielleicht erinnerte sie ihn auch – obgleich schon in ihren Vierzigern – an die junge Lissi, nur mit dem Unterschied, dass Ines, die weder Mann noch Kinder hatte, es als Geschenk des Himmels ansah, dem Professor von morgens bis abends den Rücken freihalten zu dürfen.

Mit heiterer Ruhe *(Zitat Schwester Ines)* nahm Dr. Lenz im Stuhlkreis seiner allerersten Patienten Platz.

Ein achtköpfiges Spektrum an Einzelschicksalen und Lebensläufen blickte ihm erwartungsvoll entgegen. Zu Recht.

Sie waren gekommen, damit dieser begnadete Therapeut ihr erkranktes Innerstes offenlegte, und sie waren ängstlich gespannt, was dort tief drinnen wohl zu finden wäre.

Rafael gegenüber thronte Adelheid Stehle, die völlig erschöpfte Gattin des Großunternehmers Stehle, dessen großzügige Spende die unverzügliche Aufnahme seiner Frau samt Blick auf den Park zur Bedingung hatte. Kunigunde Hollenbach, die neben ihr saß, konnte die *Madame* auf Anhieb nicht leiden, vor allem deren Art, sich in den Mittelpunkt zu spielen und sich für etwas Besseres zu halten.

»Ja«, sagte Adelheid, »vielleicht wundert sich der eine oder andere jetzt: aber auch uns Hausfrauen ereilt die Neue Krankheit, mag sein, dass das Führen eines Fabrikantenhaushaltes meine Widerstandskräfte derart geschwächt hat, dass ich einfach krank werden *musste* …«

Den Stuhl links neben Adelheid, hatte sich der Bereichsleiter einer bekannten Automarke ausgesucht; er hatte beim Aufnahmegespräch darum gebeten, dass weder sein wahrer Name noch der Name seiner Firma genannt würde: »Nennt mich einfach Bernd.« Aber weil Bernd so überaus lässig und breitbeinig auf seinem Stuhl hing, fragte sich Oliver (rechts neben Adelheid), ob der Mann sich hier vielleicht fehl am Platze fühlen, ob er seine Anwesenheit hier womöglich als *Zumutung* empfinden mochte?

Doch Kunigunde Hollenbach, dank ihres Berufes eine geschulte Beobachterin menschlichen Verhaltens, erkannte unschwer an den nassen Flecken unter Bernds Achseln die innere Anspannung einer erkrankten Seele.

Oliver selbst saß übertrieben aufrecht und hatte sich für einen stolzen Gesichtsausdruck entschieden, mit dem er sein letztes Häufchen Selbstachtung zu verteidigen versuchte.

»Oliver! Nennt mich Oliver«, presste er hinter zusammengebissenen Zähnen hervor. Mehr wollte er fürs Erste einfach nicht preisgeben, vielleicht schämte er sich dafür, dass er infiziert wordcn war?

»Möchten Sie sich vorstellen?«, fragte Rafael jetzt einen vornübergebeugten Mann, der sich mit beiden Händen die Schläfen drückte, als wolle ihm der Kopf zerbersten. Rafael wusste natürlich, wer der Unglückliche war.

»Dr. Jonathan Käsbohrer, Oberarzt in einer Reha-Klinik für Drogen- und Alkoholabhängige«, flüsterte der Infizierte.

Ungläubig, als hätten sie sich verhört, staunten die Mitpatienten: Ein *kranker* Arzt, war das denn möglich?

»Eines Morgens hat es einfach *Knall* gemacht«, erklärte Dr. Käsbohrer knapp, und alle verstanden sofort, was er meinte.

Dr. Lenz las in den Anmeldeunterlagen, dass der als umsichtig und bedachtsam bekannte Kollege eines Nachmittags aus dem Klinikgebäude gerannt war und dabei geschrien hatte: »Macht die Party doch ohne mich, ihr Loser!«

Dass er danach zwei Wochen lang nur zum Essen aus dem Bett gekrochen kam, und dies auch nur, weil seine Frau ihn dazu gezwungen hatte.

»Mich quälten plötzlich so seltsame Gedanken«, murmelte der erschöpfte Suchttherapeut. »Ich dachte, mein jahrelanges Bemühen sei letztlich umsonst gewesen, und – was mir wirklich Angst gemacht hat –, war meine Überzeugung, dass da null und nichts mehr ist, was ich meinen Patienten geben könnte: kein Verständnis mehr, kein echtes Mitgefühl, kein Wollen mehr. Pffff – alle Luft raus. Was für eine zerstörerische Krankheit!«

Zu Rafaels Linken kauerte, zusammengefaltet wie ein Embryo, die erste Geigerin der Staatsoper auf ihrem Stuhl: »Ich bin Senada«, schrak sie auf, nachdem Rafael sie sacht am Arm berührt hatte, und sackte sofort wieder in sich zusammen, als hätten sie diese drei Wörter all ihre verbliebenen Lebenssäfte gekostet.

Fräulein Kunigunde Hollenbach saß direkt neben der feingliedrigen Musikerin und schaute mitleidig auf sie herab: »Hollenbach, sagte sie seufzend, Direktorin einer Fachschule für Heilerziehungspfleger.«

Den Rücken im Hartspann, ruhte Kunigundes stattliches Körpergewicht auf ihrem Gesäß, und während die Schuloberin den rechten Arm wie eine Stütze unter ihre enormen Brüste gelegt hatte, wanderte ihr Blick von einem Kranken zum anderen, bis er sich schließlich in Dr. Lenz verhakte und sie zwei weitere vielsagende Seufzer ausstieß: »Eigentlich bin ich zurzeit kaum in der Lage, zu erzählen; zu schildern, was es bedeutet, zeitlebens mit der eigenen Mutter zusammenzuleben, bis sie nach einem elenden Siechtum in den Armen ihrer Tochter stirbt. Ich war ein leichtes Opfer für die Neue Krankheit: Sie lauert Menschen auf, die anderen alles geben und sich selbst nichts. Ich dachte, als gute Tochter sei es meine Pflicht, sie keinesfalls fremden Pflegern zu überlassen, und nach dem Unterricht gab es für mich nichts Wichtigeres, als heim zur Mutter. Aber ein Jahr lang keine Ruhe und so gut wie keinen Schlaf ... das hat mich total geschwächt und so hatte der Krankheitsschädling leichtes Spiel mit mir.«

Rosmarie von Gerwald rutschte fahrig auf ihrem Stuhl hin und her; sie wollte sich auch endlich vorstellen, wollte in ihr Zimmer zurück und ins kuschelige Bett. Nichts mehr hören und nichts mehr sehen wollte die fünfzigjährige Blondine, der die Haaransätze grau geworden waren – aus Kummer, wie sie betonte, denn sie befand sich gerade in der Trennung von ihrem Mann, respektive der Mann von ihr.

»Hat sich eine sechzehn Jahre Jüngere genommen, der Idiot. Und will wahrscheinlich nochmal heiraten, sobald er mich nach *dreißig*! Jahren Dienst an der Familie endlich loshat. Das ist alles einfach zu viel für mich, ich schlafe nicht mehr, esse nicht mehr, habe Angst, bin TOTAL erschöpft.« Dann schluchzte Rosmarie laut auf: »Ich glaube, die neue Krankheit hat meine Seele verbrannt.«

Kunigunde Hollenbach führte niemand so leicht hinters Licht, auch keine schluchzende von Gerwald: War Rosmarie tatsächlich Opfer des unbekannten Erregers, oder war sie ganz einfach nur schwer depressiv? Vielleicht schob sie ihre Erkrankung nur vor, um Rache an ihrem treulosen Gatten zu nehmen? Es gab ja noch keine gesicherten Hinweise für die Neue Krankheit – und wahrscheinlich waren mehr von ihr befallen, als man vermutete, denn viele verbargen ihren ermatteten und schwachen Zustand so lange wie möglich, aus Angst, ihre Arbeit zu verlieren und für immer gezeichnet zu sein.

Nun war es nur noch an Fred, sich seinen Mitpatienten vorzustellen. Fred war der *Probe-Kassenpatient* unter den dreiundzwanzig Selbstzahlern und Lagerist mit dreißigjähriger Betriebszugehörigkeit in einem Holzfachhandel.

Freddy – alle nennen mich so – war STINKSAUER und von kräftiger Statur. Am Hemd, das ihm über die breite Brust spannte, hatte er zwei Knöpfe geöffnet, so dass eine dichte Behaarung hervorblitzte. Seine Gesichtsfarbe war aschfahl wie bei einem Toten, und unter den Augen hatten sich schwarze Ringe gebildet, so dass der Kranke wie aus zwei dunklen Höhlen in die Welt blickte.

»Wer hält so was aus«, fragte er mit ausgebreiteten Armen, »die Arbeit von drei machen, für das gleiche Geld, versteht sich, und wenn du was sagst, wenn du sagst, das wird mir alles zu viel, ich kann einfach nicht mehr, dann schaut dich der Chef ganz lieb an und sagt: ›Freddy, ich weiß, dass du das schaffst! Bist doch mein bester Mitarbeiter!‹ Vor einem Monat muss mich die Neue Krankheit erwischt haben, denn am Feierabend konnte ich mich gerade noch auf meine Coach retten, mir tat alles weh, die Glieder zuckten wie verrückt und morgens beim Aufstehen bekam ich ganz ekelhafte Schweißausbrüche ... das ganze Bett nassgeschwitzt! Meine Kollegin Admir hat mich am Ärmel gepackt und gesagt: ›Freddy, lass krankschreiben sonst du gehen vor Hunde!‹«

Direktorin Hollenbach nickte nun verständnisvoll. Sie hatte schon immer ein Faible für ehrliche, aber einfache Gemüter, sie waren ihr weitaus sympathischer als die Dreimalgescheiten, die lieber philosophierten, anstatt ihre Pflicht zu tun.

Nachdem sich jeder vorgestellt hatte, dankte Professor Lenz jedem Einzelnen für seine Offenheit, und dann applaudierten die Patienten einander selbst.

Rafael hatte sich in seinem Büro schmucklos, aber praktisch eingerichtet. In ein Nebenzimmer hatte er ein Doppelbett gestellt und eine kleine Dusche einbauen lassen, für den Fall, dass es spät wurde und er in der Klinik übernachten musste.

Den Kopf in die Hände gestützt, dachte er über seine ersten Patienten nach, die von nun an ihre ganze Hoffnung in sein Können legten. Wo war der *Dreh*, mit dem er sie ganz ohne jegliche Arznei und ausschließlich mithilfe der Seelenkunde heilen konnte?

Drei Gruppengespräche pro Tag, das war der befriedigendste Teil seiner Arbeit, und nebenbei noch Vorträge halten und Artikel verfassen. Gottlob hatte Dr. Lenz bei der Wahl seiner Mitarbeiter ein gutes Händchen gehabt: Die beiden Psychotherapeuten, ein Verhaltenstherapeut und ein tiefenpsychologisch orientierter Kollege, bündelten ihr Wissen zu einem erstaunlichen Gesamtwerk an Heilkünsten. Jens und Günther wurden rasch Duzfreunde und versammelten die Patienten – abwechselnd nach dem Frühstück und vor den Stuhlkreisen mit dem Professor – zu einer Stunde Qigong im Park unter dem Motto: *Wir stärken unsere Abwehrkräfte.* Sie baten die Geschwächten, mit geschlossenen Augen unter dem hohen Blätterdach der Parkbäume ihrem eigenen Atem zu folgen *(Wir sind ganz ruhig)* oder am Ufer des Seerosenteiches durch gezielte Bewegungsübungen neue Energie in sich aufzunehmen (*Wir werden stark und lebendig*).

Die Patienten liebten diese Übungen, sie halfen ihnen wieder auf die Beine, versicherten sie, und Rafael verschafften sie ein bisschen Zeit, um sich auf die nachfolgenden Gruppengespräche einzustimmen. Er hätte es sich nicht träumen lassen, wie schwierig es war, vielem gleichzeitig gerecht zu werden: Den Kranken, die sich ihr Leid von der Seele reden wollten und um neue Perspektiven baten, dem Sammeln der Beobachtungsdaten für die Fachartikel, und dazwischen immer wieder die Erprobung der *Drei Fragen*, deren Heilkraft er nachweisen wollte.

Und dann natürlich noch Lisbeth und Jakob und Simon: Nach allen Seiten verschenkte er sich, wollte es jedem recht machen und niemanden, am wenigsten sich selbst, enttäuschen.

Die Gruppengespräche im Stuhlkreis folgten bald einem festen Muster: Der Professor bat einen Patienten, sich auf den Stuhl in der Mitte des Kreises zu setzen, wo ihm dann die Drei Fragen gestellt wurden. Heute traf es als erstes Bernd, den Bereichsleiter in der Autobranche. »Bernd, was hat dich krank gemacht?« Nicht die verbale Antwort an sich war für Dr. Lenz das Aufschlussreiche, sondern wie Bernd *gefühlsmäßig* auf die Frage reagieren würde.

»Ich habe meinen Job in der Firma mit großer Begeisterung begonnen und ich wollte ihn gut machen ... Ich *habe* ihn gut gemacht, bis sie dann mit dem Personalabbau anfingen: Bernd, sagten sie, wir müssen transformieren, wir müssen Geld sparen! Dann sollten Teile der Produktion ins Ausland verlagert werden, und ich sollte einigen meiner Kollegen freundlich klarmachen: Sorry, aber wir brauchen euch nicht mehr!«

Bernd schlug beide Hände vors Gesicht und kämpfte mit den Tränen: »Das war furchtbar – die haben geweint, gebettelt, geflucht, und ich musste cool bleiben dabei. Beim vierzigsten Mitarbeiter habe ich dann gestreikt und gesagt, ich mach das nicht mehr, ich kann nachts nicht mehr schlafen, und da hat mein oberster Chef nur mit den Schultern gezuckt und gemeint, dann sei ich hier leider fehl am Platz ...«

»Bernd«, unterbrach ihn der Professor milde, *»was genau hat dich krank gemacht?«*

Und nach einer kurzen Stille spie Bernd seinen ganzen zurückgehaltenen Zorn in den Raum: »Als mein Kumpel Heiner nicht nach Hause zu seiner Frau, sondern auf das Brückengeländer gestiegen ist und von dort hinunter – da bin ich eingeknickt, bin zwei Wochen nicht mehr in der Firma aufgetaucht. Danach war auch ich gefeuert. Vielleicht war der Krankheitserreger schon eine Zeitlang vorher in mir, aber danach hat er mich endgültig erledigt.«

Bernd zitterte jetzt am ganzen Körper, er brauchte Hilfe, und da stand Rafael auch schon hinter dem Mann, legte ihm seine Hände auf die Schultern und drückte sie sanft nach unten: »Es ist gut, Bernd«, sagte der Professor, »es ist gut, dass du das alles rauslässt. Wer möchte auf meine zweite Frage antworten?«

Fräulein Hollenbach und Rosemarie von Gerwald hoben gleichzeitig ihren Arm, was wegen der Nervenschwäche der Kranken im Handumdrehen zu Missmut führen konnte – nicht zu offenem, was weniger schädlich wäre, sondern zu einem tagelangen, verdeckten Widerstand bei derjenigen, die warten musste. Klug und feinfühlig umging Rafael den schwierigen Moment: »Meine zweite Frage geht an Fräulein Hollenbach und meine dritte an Rosmarie: *Fräulein Hollenbach, was brauchen Sie von uns?*« Rafael mochte diese Frage besonders, obgleich sie von einem renommierten Psychiater nicht nur als schwammig, sondern gar als trivial verunglimpft worden war.

Hätte dieser Mann nur ein einziges Mal die Gelegenheit gehabt, mitzuerleben, wie Dr. Lenz die Aufmerksamkeit des Erkrankten in dessen Innerstes lenkte und ihm dort behutsam nachfolgte, dann hätte *dieser Wichtigtuer anders geurteilt* (Kommentar Ines Kümmerlein nach der Lektüre des Pamphlets).

Fräulein Hollenbach wankte. Ihr wäre die erste Frage lieber gewesen. Sich einer Schar fremder Leute zu öffnen, hielt sie für vermessen, hatte sie doch selbst nicht mehr in sich hineingeblickt seit jenem Tag, als sie ihrer Mutter mit munterer Zuversicht mitteilte, dass sie sich mit Franz verlobt hatte, der sie trotz ihres aufreibenden Berufes zu lieben bereit war; und die Mutter dann von jetzt auf gleich die Sprache verloren hatte, nicht mehr reden wollte oder konnte, wer weiß das schon, und Kunigunde dann lieber den Bräutigam aufgab als die Gewissheit, dass ihre Mutter ohne sie nicht würde leben können.

Weshalb sollte sie diesen Leuten hier gestehen, dass der Tag kam, wo sie für ihre Opferbereitschaft auf *Anerkennung* gehofft hatte? Vor allem in jenen letzten beiden Jahren, als sie vor den Schülern ihren Mann stehen musste, danach heimgehetzt war zur bettlägerigen Mutter, die dalag mit vorwurfsvollem Blick, der nichts als schlechtes Gewissen in ihr hervorrief, weil sie nicht noch *mehr* Zeit, nicht noch *mehr* Zuwendung übrig gehabt hatte für die Sterbende … und weil sie ihren Beruf nicht aufgeben wollte, sondern es dem Träger ihrer Schule *auch* recht machen wollte, es allen immer nur recht machen wollte …

»Fräulein Hollenbach …«, holte Rafael die Frau aus ihren Gedanken zurück. »*Was brauchen Sie von uns?* « Rafael hatte die Gabe, das *uns* in einer Weise auszusprechen, als hätte er gefragt: »Was brauchen Sie von ihren Mitmenschen, vom anderen an sich?«

Und nachdem Kunigunde ein Weilchen an ihrem Rock herumgenestelt, ein Weilchen den Boden mit den Blicken abgesucht hatte, sagte sie: »Ich würde gerne ein einziges Mal gelobt werden, und ich … Ich würde gerne lernen, wie man *nimmt,* anstatt immer nur zu geben.«

Ein völlig nachvollziehbares Bedürfnis so ehrlich zu offenbaren, führt normalerweise bei den Mitmenschen zu Verständnis und Mitgefühl; aber Fräulein Hollenbachs Stimme klang ärgerlich und feindselig, sodass, was sie sagte, nicht wie ein Wunsch, sondern wie eine Forderung oder ein berechtigter Anspruch klang, sodass die Mitpatienten nur verlegenes Hüsteln und Füßescharren für die Arme übrighatten.

»Rosmarie, *was für ein Mensch möchtest du sein?*« Rafael war sich bewusst, dass die dritte Frage bei dünn gewordener Haut als Vorwurf empfunden werden könnte, da ihr die Möglichkeit innewohnt, man hätte sich seither mit seinem Sosein auf einem falschen Weg befunden. Und wer würde nicht zuerst einmal erschrecken, wenn er gesagt bekommt, er müsse ein anderer Mensch werden, um gesund zu werden und es auch zu bleiben?

Aber Dr. Lenz war ein guter Therapeut, er wusste, wie man den Wind aus den zerrissenen Segeln seelisch Erkrankter nimmt und sie in ruhigere Gewässer führt, von wo aus sie nach neuen und helleren Ufern Ausschau halten konnten.

»Ich war eigentlich immer zufrieden mit mir, und mein Mann war es auch«, begann Rosmarie. »*Er* verdiente das Geld, *ich* kümmerte mich um Sohn und Haushalt – Was soll falsch daran sein? Da bin ich ganz der Meinung von Adelheid (der Fabrikantengattin), dass ein Haushalt sehr wohl …«

»Bitte, Rosmarie, bleib ganz bei dir … Noch einmal: *Was für ein Mensch möchtest du sein?*«

Verhohlen und verstohlen wurde die Befragte von ihren Mitpatienten beäugt. Würde diese Frau, mochten sie sich vielleicht fragen, je den Mut haben, die Sicherheitsleine zu lösen und sich ein eigenes, seetüchtiges Boot zimmern, auf dem sie sich auch *ohne* Mann geborgen fühlte? Angesichts der lauernden Stille im Raum wurde Rosmarie weinerlich.

»Offenbar war ich meinem Mann irgendwann nicht mehr gut genug, obwohl ich mir den Hintern aufgerissen habe, um ihm den Rücken freizuhalten, mich stets zurückgestellt habe.«

»Ja, Rosmarie, das ist schwer, das verstehen wir, aber wer willst du *wirklich* sein?«

Der Raum räusperte sich und spähte mit hochgezogenen Augenbrauen. »Ich weiß es nicht, warum soll *ich* anders sein und nicht mein Mann?«

»Weil *du* krank geworden bist, nicht er«, erwiderte Rafael mild, und dachte sofort, dass diese Antwort womöglich wenig hilfreich war. Aber so etwas passierte, er durfte sich einfach nicht unter Druck bringen lassen.

Nach einem anstrengenden Tag begab sich Rafael auf den Heimweg. Es war wieder spät geworden und am liebsten hätte er in der Klinik übernachtet, aber die Sehnsucht nach einem richtigen Zuhause war stärker. Auf der Zufahrtsstraße würden die Ahornbäume im Licht der Autoscheinwerfer bald wieder granatrot aufleuchten, der Sommer ging ja schon wieder seinem Ende entgegen.

Zuhause angekommen, betrat er leise sein Haus und fand Lisbeth in der Dämmerung an ihrem Webstuhl sitzen und singen: »*Vor meinem Vaterhaus steht eine Linde …*« Wie traurig das klang, wie verloren! »Wie schön du singst«, sagte Rafael, trat hinter seine Frau und küsste sie scheu auf den Nacken neben ihrem dicken roten Zopf.

Ohne richtig aufzuschauen, und mit schroffem Schwung den Querfaden mit dem Kamm an die Längsfäden drückend, erwiderte Lissi: »Das singen wir am Freitag in der Stadthalle zur Verabschiedung des Oberbürgermeisters; und am Samstag haben wir einen Auftritt in Köln in der Stadtkirche, wir fahren mit dem Bus frühmorgens los und sind erst am Sonntagabend zurück. Schau bitte nach den Jungs oder bring sie zu Lydia.«

War es dem traurigen Nachklang des Volksliedes oder Lisbeths spröder Begrüßung geschuldet, dass Rafael ganz unerwartet ein starkes sexuelles Begehren empfand? Er wollte Lissi und ihr lichterlohes Haar *haben,* schämte sich jedoch im selben Augenblick seines unpassenden Verlangens, was ihn wiederum verbitterte und dazu zwang, sich ruckartig von Frau und Webstuhl zurückzuziehen, murmelnd: »Komm Lissi, lass uns zu Bett gehen.«

Wie sie dann so neben ihm lag, so herrlich duftend nach ihrer Lavendelcreme und dem lodernden Haar auf dem weißen Kopfkissen, wie sie mit ihrer Zunge die vollen, halb geöffneten Lippen befeuchtete, da war Rafael bereit, sein Bestes zu geben; ohne Hemmung wollte er sich mit Haut und Haaren der Lust hingeben, naturhaft, wollte an Lissis Brustwarzen saugen, was er tat (zu heftig, denn Lisbeth sagte »Au!«), brachte alsbald seine Zunge hierhin und dorthinein und streichelte und streichelte ... etwas mechanisch ihre Arme, ihre Schenkel, ihren Bauch ... Und, was soll man sagen: Lisbeths überraschende Teilnahmslosigkeit begann ihn zu entmutigen, und zögernd, fast als wolle er sich dafür entschuldigen, legte er sich schwer auf sie und brachte, was er begonnen hatte, mit ein paar raschen Stößen zu Ende. Zitternd ließ er seinen Kopf zwischen ihre weichen Brüste sinken, wartend, aber Lisbeth blieb stumm, hatte nicht einmal so getan, als sei sie gekommen, als hielte sie jegliche Verstellung für überflüssig, und schließlich, während sie sich fragte, wie es wohl in Detlefs Armen sein mochte, fuhr sie ihrem Rafael in einem Anflug mütterlichen Mitleids durch das verschwitzte Haar.

Rafael traf nicht die ganze Schuld. Unterwerfen, Beherrschen entsprach nun einmal nicht seinem Naturell, und sich völlig hingeben, das gelang ihm allein im Dienst an den Kranken und Schwachen; zu ihnen fühlte er sich hingezogen, während er den Gesunden und Starken eher mit Vorsicht begegnete. Lisbeth war gesund und stark, vielleicht hatte sie am Anfang ihrer Ehe wirklich gehofft, dass sie ihn mitnehmen, halten könne, und musste dann jedoch mit den Jahren erkennen, dass sie dieselbe Stärke wie ihre eigene auch von ihm, ihrem Mann, erwartete – ein kräftiges, vorausschauendes Auftreten, auch oder *gerade* in unklaren Momenten …

So sehr brauchten die Kranken die Hilfe ihres Professors, dass sie sich weigerten, an einer Gruppensitzung mit Oberarzt Zwetkov teilzunehmen: Andrej hätte es sich ohne Weiteres zugetraut, aber die Patienten glaubten fest daran, dass nur Rafael Lenz sie heilen könne.

Und umgekehrt glaubte Rafael Lenz aufrichtig daran, dass jeder Mensch der Befreier seiner selbst sein kann, dass er begreift, dass wenn er etwas gegen seinen Willen tut, ihn das unglücklich macht und auf Dauer seine Widerstandskräfte schwächt.

Im Schnitt verbrachten die Infizierten drei Monate in der Klinik im Park. Manche blieben aber auch vier, manche sogar sechs Monate. Professor Lenz und seine Patienten wuchsen eng zusammen, und wie in einer erfolgreichen Familie, fand jeder im anderen jene heilsame zwischenmenschliche Resonanz, die im wahren Leben, jenseits des goldenen Tores, so selten zu finden war.

Rafael aß von nun an sein Abendbrot an seinem Schreibtisch in der Klinik. Ines Kümmerlein brachte den vom Koch liebevoll garnierten Vesperteller mit einer solchen Freude zu ihrem Chef, dass darüber Rafaels Herz aufging und er reden wollte; dann setzte sich Ines still neben ihn und hörte aufmerksam zu.

»Haben Sie das auch schon gehört?«, fragte er beispielsweise, »dass unsere Patientinnen, wenn sie den

Bronzedrachen reiten, Laute ausstoßen, die an griechische Klagelieder erinnern – oder die Schreie der erkrankten Männer, wenn sie die Boxsäcke traktierten? Alles Zeichen einer beginnenden Gesundung, einer inneren Befreiung!«

Ines Kümmerlein nickte zustimmend zu allem, was der Professor sagte, und dies nicht etwa aus Unterwürfigkeit, sondern weil sie seine Freude von ganzem Herzen teilte. »Hans-Jörg, *was hat dich krank gemacht?*« Hemdsärmelig, ein Goldkettchen mit einem Sternzeichen (oder einem Schutzengel?) über der behaarten Brust, schaute Hans-Jörg, als sei er durch einen unbegreiflichen Irrtum in die Mitte dieser Kranken geraten, verlegen zum Professor hin. Mal kratzte er sich am Hinterkopf, mal am Oberarm, mal griff er sich an die Brust, als hinge dort noch seine Trillerpfeife, mal stieß er laut die Luft durch die Nase und dann … Als er zu sprechen begann, hatten alle eine Stimme erwartet, die von einem Beckenrand zum anderen hinüberreichte, antreibend, anfeuernd oder auch anherrschend, je nachdem … aber: »Damals«, begann er so leise, dass manche sich nach vorne beugten, »in meiner Jugend, galten im Sport Ritterlichkeit und Fairness; wir waren Amateure, aber wir spielten aus Leidenschaft, spielten für uns und gegen den Nachbarort und danach tranken wir alle zusammen ein Bier. Und heute? Zählt nur noch der Pokal. Kaum kam ich nach Hause, war ich auch schon wieder fort und in der Schwimmhalle. Anders wird das nichts.

Am Anfang kam meine Frau noch mit, aber eines Tages meinte sie: ›Es stinkt nach Chlor und ich ertrage dieses laute Geschrei nicht mehr! Danach ist sie nie mehr mitgegangen.‹ Meine Mannschaft wollte siegen, ist doch normal, so wie Verlieren beim Sport eigentlich auch normal ist, aber von heute auf morgen bekam ich regelrecht Angst vor Niederlagen; mein Herz zog sich zusammen, hat geflattert, plötzlich ausgesetzt oder schlug mir bis zum Hals, und dann … (Hans-Jörg hielt sich beide Ohren zu) hörte ich eines Nachts den Pfeifton meiner eigenen Trillerpfeife: PIEEEP!! Ich dachte, ich muss ersticken, hab die Fenster aufgerissen, meine Frau wachgerüttelt, habe wirklich geglaubt, dass ich verrückt werde; und als ich im Bad neben der Toilette umgefallen bin, sagte ich zu mir: ›Jetzt stirbst du! Jetzt hat dich die Neue Krankheit am Kragen.‹ Da hat meine Frau den Notarzt angerufen: Hörsturz. Ende.«

Jetzt schluchzte Hans-Jörg in seine Armbeuge hinein, und erst, nachdem sich der Kranke trompetend geschnäuzt hatte, fragte der Professor leise: »*Was brauchst du von uns,* Hans-Jörg?«

»Ich brauche eure Hilfe, ich will wieder zu dem Mensch werden, der ich ganz früher einmal war: Der gelassene, manchmal etwas faule Hans, der bis in den Abend hinein in einem Ruderboot sitzen konnte, Gitarre gespielt und mit seinen Freunden gesungen hat; dem wenig gehörte und der trotzdem tausendmal glücklicher war als der, der hier vor euch sitzt.«

Hier sah Lothar, ein Computerfachmann, das Problem genau auf den Punkt gebracht: »Genau das geht eben nicht mehr, ereiferte er sich, man kann die Zeit nicht zurückdrehen und wir können nicht mehr sein, die wir mal waren, wir sind nicht mehr unser eigener Herr: Jeden Morgen treibt mich der Job aus dem Haus, egal, wie lange ich die Nacht davor noch vor dem Computer gesessen habe und abends, nach zwei Überstunden, krieche ich dann wieder nach Hause, starre auch dort noch stumpf in mein Handy, anstatt in die Augen meiner Frau.

Noch bevor die Krankheit mich k.o. geschlagen hat, hatte ich ständig diese nagende Angst, meinem Chef nicht mehr zu genügen, es nicht mehr gut genug hinzubekommen. Gitarre spielen, Bootchen fahren? Fehlanzeige!«

Lothar hatte sich tief in seine Empörung hineingesteigert, sodass Rafael zu ihm hinging und seine Schultern vorsichtig nach unten drückte: »Möchtest du dich ein wenig in deinem Zimmer ausruhen, Lothar, was meinst du?«

Fräulein Nesselwang, eine Grundschullehrerin, bot sich eifrig an, den außer sich geratenen Mann auf sein Zimmer zu begleiten, sie hielt sich für geübt im Umgang mit Menschen, die ihr Mütchen an anderen kühlen wollten; doch Lothar winkte ärgerlich ab, stand auf und verließ den Raum, nicht ohne die Türe schroff hinter sich ins Schloss fallen zu lassen. Aufgebracht redeten nun alle durcheinander, bis Rafael so laut er konnte »STOPP!« rief.

»Soeben hat uns ein Mensch in seiner Not angerufen«, sagte er mit erhobenen Armen in der Mitte des Stuhlkreises, »und ich möchte euch bitten, dass ihr mir ohne Worte und allein mit Gesten zeigt, was ihr von ihm verstanden habt.«

Rafael war nämlich davon überzeugt, dass die Andersheit eines Menschen nur *sinnlich* zu erfahren war, und sich allein auf diese Weise echtes Mitgefühl zu ihm ereignen könne.

Während die Kranken nun versuchten, sich mit all ihren Sinnen in Lothars innere Not hineinzuversetzen (Hans-Jörg wollte nicht), sich zusammenkrümmten, sich beide Ohren zuhielten, ihre Augen weit aufrissen wie in großer Angst oder die Hände in nachempfundener Verzweiflung vors Gesicht schlugen, sorgte sich Rafael, dass draußen vor der Türe Dr. Zwetkov auf den stark erregten Lothar treffen und ihm womöglich ein Beruhigungsmittel verabreichen könnte. Das alte leidige Lied. Immer wieder hatte er seinen Oberarzt darauf hingewiesen, dass die Einnahme von Psychopharmaka das Tor zu den tieferen Ebenen des Empfindens hermetisch abriegelte und es dem Therapeuten verunmöglichte, zu den weichen Gefühlen des Erkrankten vorzudringen – zu dessen wahrhaftiger Innerlichkeit, deren Reich *hinter* der lauten Wut und Aggression beginnt, und wo Scham, Reue, Sehnsucht, Verlassenheit und Angst beheimatet sind.

Im Gruppenraum waren nun alle (außer Hans-Jörg) zu Lothar geworden – zum *inneren* Lothar. Gertrud schluchzte glaubwürdig und hielt ihre Arme bittend nach Rafael ausgestreckt; Roswitha hatte den Kopf gesenkt und betete, während Peter beide Hände über seine Ohren gelegt hatte und seinen Mund wie zu einem furchtbaren Schrei weit aufgerissen hatte (Er hatte das einmal auf einem Poster im Schlafzimmer eines Kumpels gesehen).

Rafael, nach einer angemessenen Wartezeit, stand auf und stellte sich wieder in die Mitte des Stuhlkreises: »Ich danke euch, ihr könnt euch wieder bewegen, das habt ihr sehr gut gemacht! Wir wissen alle, dass die Zukunft, beruflich wie privat, unvorhersehbar ist. Aber ich möchte, dass ihr dem Ungewissen nicht mehr furchtsam, sondern wie ein Abenteurer begegnet und bereit seid, neue Erfahrungen zu sammeln. Ich möchte, dass jeder seinen Nebensitzer nun fragt, wo er sich in drei Jahren sieht: Wo wohnt er, wo arbeitet er, wie lebt er? Lasst eurer Fantasie freien Lauf, aber was ihr sagt, muss realistisch bleiben. Keiner von uns wird in drei Jahren ein König oder eine Königin sein.« Herta lachte aufgekratzt.

Ernsthaft dachten die Patienten nun über sich selbst nach, was nichts anderes hieß, als dass Rafael sie damit an seine dritte Frage heranführte.

Die Sitzung war fast zu Ende, aber Rafael hatte das Gefühl, dass er Johanna, eine schweigsame Kunstmalerin, noch mehr Zeit und Aufmerksamkeit widmen sollte. »Johanna … *was brauchst du von uns?*«

Die hochsensible Frau, die höchstens um die Dreißig sein konnte, strich sich sorgfältig ihr seidenes Haar aus dem Gesicht, schaute Rafael wie von ganz weit her sehr lange an und dann: erhob sie sich wie in Trance, sank vor dem Professor auf die Knie, ergriff seine rechte Hand und legte sie sich auf ihre glühende Stirn.

Rafael war so überrascht, dass er kurz die Augen schloss, um über eine angemessene therapeutische Antwort nachzudenken; aber noch bevor ihm sein feines Gespür davon abriet, seine Hand zurückzuziehen und Johanna dadurch zurückzuweisen, nahm die Entrückte von ganz alleine seine Hand von ihrer Stirn, küsste sie und legte sie sanft zurück in seinen Schoß.

Mit einem Lächeln erhob sich die Künstlerin geschmeidig und setzte sich schweigend zurück auf ihren Platz. Seit jener wundersamen Begebenheit war Johanna wie ausgewechselt: Wo sie zuvor abwesend und blicklos ihres Weges kam, schwebte sie nun mehr als sie ging, als wäre die Klinik, nein, als wäre die ganze Welt ein Ort, an dem die Menschheit gehalten war, *behutsam* aufzutreten. Traf sie in den Fluren auf den Professor, neigte sie den Kopf und legte ihre rechte Hand auf ihre linke Brust, immer mit diesem verklärten, festgeschriebenen Lächeln auf den blassen Lippen.

War die Frau verrückt geworden? fragte sich Andrej Zwetkov, dem der Verstoß gegen die Distanzregel zwischen Arzt und Patient natürlich zu Ohren gekommen war, genauer gesagt von Ines Kümmerlein mit aufrichtiger Empörung gemeldet, die damit jedoch nicht ihren verehrten Chef, sondern die Künstlerin zur Rechenschaft gezogen wissen wollte: »WO KOMMEN WIR DENN DA HIN, WENN SICH UNSERE PATIENTINNEN SOLCHE DINGE ERLAUBEN??« Von Dr. Zwetkov auf die heikle Sache angesprochen, winkte Professor Lenz ab. »Wer heilt, hat Recht, lieber Kollege. Lassen Sie uns doch diese bedürftigen Seelen mit Methoden heilen, die einen *Unterschied* machen!«

»Einen Unterschied *wozu*?«, wollte Andrej wissen, aber da war Professor Dr. Lenz bereits umringt von Kranken, die es auf die wundertätige Heilkraft seiner Hände abgesehen hatten.

8

Rafael war sehr müde. Es war wieder spät geworden und in dieser Jahreszeit kam die Nacht früh und schnell. Leichter Schneefall hatte eingesetzt und hatte die Zweige der Rot-Ahorn-Bäume mit weißem Puder bestäubt. Es war unklug, er hätte nicht mehr fahren sollen, die Straßen waren spiegelglatt, und das grelle Licht entgegenkommender Scheinwerfer stach ihm in die Augen. Aber er wollte nach Hause. Sicherlich würden Jakob und Simon schon schlafen, und Lissi … wob oder spielte auf ihrer Gitarre oder war ebenfalls schon auf ihrer Seite des Bettes tief eingeschlafen.

Es macht keinen Unterschied mehr, ob ich komme oder nicht, dachte er fröstelnd. Ich könnte ebenso gut in der Klinik wohnen. Rafael griff sich an die Brust: Da war ein Schmerz in der Herzgegend; kein Stechen – sondern dumpfer, älter, bohrender.

Ich habe sie alle alleine gelassen, dachte er und fror nun regelrecht von innen heraus; so wie Vater ihn und Anna alleingelassen hatte. Der Erfolg ging vor. Wie sehr hatte sich Rafael bei seiner Heirat geschworen, es anders, auf jeden Fall besser zu machen als Lenz Senior, und seinen Kindern ein naher, zärtlicher Vater zu werden. Und wie erschütternd früh und hart war dann Lissis Vorwurf zwischen ihnen gestanden: weder sie noch die Kinder, sondern die Klinik sei sein wirkliches Zuhause und die Patienten seine wirkliche Familie.

Und genau wie sein Vater hatte er zu seiner Rechtfertigung die äußeren Zwänge heraufbeschworen, die Arbeit, die Klinik, als wäre es ein Ding der Unmöglichkeit, zu arbeiten *und* auf die rechte Art zu lieben.

Rafael klopfte sich mit der Faust an die Stirn: Hatten seine Kollegen nicht kluge Ratgeber verfasst, wie Liebe gelingt, hatte er sie nicht alle gelesen und war er auch nur einer einzigen Empfehlung gefolgt? Nein. Sie saß tief in ihm, die Weigerung, sich lieben zu lassen, und im Grund war sie genauso menschenfeindlich, wie immer nur geben wollen und nicht nehmen können.

Zuhause angekommen, stahl sich Rafael auf Zehenspitzen ins Haus wie ein Dieb, der eingedrungen war, weil er etwas zu finden hoffte, was er unbedingt haben wollte, und was ihm von der Welt vorenthalten wurde. Außer dem Rasseln der Standuhr, die gleich Mitternacht schlagen wollte, war es totenstill im Hause Lenz. Rafael schüttelte es vor innerer Kälte und er wollte sofort schlafen gehen, wollte sich in die tröstliche Wärme seiner Frau kuscheln. Mit einer kleinen Taschenlampe leuchtete er sich seinen Weg ins Elternschlafzimmer.

Lissi lag quer über dem Doppelbett auf dem Bauch, als wäre seine Seite des Bettes bereits Sperrgebiet einer misslungenen Ehe. Ihr Nachthemd, bis über die Hüften hochgerutscht, gab den Blick auf ihr Gesäß frei, und Rafael spürte einen Impuls, es zu streicheln; aber schon nahm er sich nicht mehr das Recht für spontane Zärtlichkeiten. Als er sie sanft auf ihre Bettseite halb zog halb schob, stieß er mit seinen eiskalten Füßen an ihre warmen Schenkel, worauf sie mit einem »HUH!« hochfuhr, sich von ihm wegwälzte bis an den äußersten Rand des Bettes und mit dem Rücken zu ihm weiterschlief. Rafael starrte auf das regelmäßige Aufblitzen des Rauchmelders an der Decke.

Warum bin ich, fragte er sich, so glücklos in der Liebe? Als junger Mann dachte er, es läge an seiner Größe, an den fehlenden paar Zentimetern, die ihn in eine Reihe mit seinem Vater, mit Leon, mit Zwetkov – ja selbst mit Sentis gestellt hätten. Sogar seine beiden Söhne überragten ihn bereits um einen Kopf. Rafael lauschte auf Lisbeths ruhigen Atem. Er hatte wirklich gehofft, dass wenn ihn eine Frau heiratete, sie ihn nie mehr verlassen würde. War es Liebe gewesen, als Lissi ihn in den ersten Ehejahren lachend über sich, unter sich, neben sich heranzog, als handelte es sich um eine lustige Balgerei? Ihn selbst hatte das immer erregt, aber jetzt war er sich nicht mehr sicher, ob seine Frau sich ihm je völlig geschenkt hatte, und ob ihre gelegentlichen Äußerungen der Wollust echt waren. Und was heißt das eigentlich, loslassen, sich hingeben – Hingabe, Eifer, Leidenschaft, alles Begriffe, in denen ein Feuer lodert: Aber was hat das mit Liebe zu tun?

Rafael zog sich die Decke über den Kopf und verspottete sich selbst: Hier ruht der tapfere Held der Kranken und Schwachen, und da packte ihn plötzlich eine gewaltige Wut auf seinen Vater, wurde quälender, heißer, beißender, sodass er schließlich seine Decke zurückwarf, ins Wohnzimmer auf die lederne Couch floh, wo sich sein Gemüt unter dem vertrauten Rasseln der Standuhr langsam wieder beruhigte. Die Uhr schlug vier. In drei Stunden würde er zurückfahren müssen in die Klinik.

Den ganzen harten Winter über und auch noch danach, übernachtete Rafael nun in seinem Zimmer hinter dem Büro, und es war Ines Kümmerlein und dem gesamten Klinikpersonal völlig klar, dass Herr und Frau Lenz zwar noch Eltern ihrer beiden Kinder, aber längst kein Paar mehr waren.

Unter den Patienten hatte sich schnell herumgesprochen, dass der Professor nun auch nachts im Haus weilte, er ihnen endlich ganz und gar gehörte, und wenn Angst und Unruhe sie in den sensiblen Stunden nach Mitternacht aus ihren Betten trieb, verlangten sie eigennützig nach der beruhigenden Hand ihres Therapeuten, wobei es selbst der zupackenden Nachtschwester Martha nicht gelingen wollte, die Bedürftigen zurück in ihre Zimmer zu führen.

»Wir werden doch alle zu Kindern, wenn wir uns fürchten«, versuchte Rafael sowohl die aufgelöste Martha als auch die höchst besorgte Ines zu beschwichtigen. »Wie soll ich schlafen«, fragte der Professor mit vor Müdigkeit glänzendem Blick und – nach Marthas Empfinden – in einer reichlich schwülstigen Sprache, »wenn die Verängstigten in der Finsternis meines Trostes bedürfen?«

Dr. Zwetkov und Dr. Sentis mussten sich trotz wachsenden Zweifeln eingestehen, dass von ihrem Chef ein magisches Fluidum von Verständnis und Mitmenschlichkeit ausging, das in wundersamer Weise auf seine Patienten übersprang, und dass es ihm auf spielerische Weise gelang, die vom rätselhaften Schädling infiltrierten Menschen in Eintracht zu vereinen, sodass sie einander nicht mehr als Konkurrenten, sondern als einträchtige Leidensgefährten wahrnahmen, die sich – ohne Ansehen der Person – in den Fluren, den Gruppenräumen, dem Speisesaal und draußen im Park voller Güte und Toleranz begegneten; und selbst außerhalb der Klinik war die Rede von einer auffälligen Verbrüderung der unterschiedlichsten Charaktere, die gleichsam aneinander wie miteinander genesen wollten, und sich gegenseitig einschworen auf ein besseres Leben jenseits des goldenen Tores.

Ines Kümmerlein indessen blieb wachsam. Sie beobachtete, wie der Neuzugang Brigitte Dahlen, Mitinhaberin einer großen Steuerkanzlei in ihren Fünfzigern, aufblühte, wenn sie im Flur auf *ihren* verehrten Professor traf!

Das kommt öfter vor, dass sich Patientinnen in ihren Therapeuten verlieben, es hat nichts zu bedeuten, winkte Rafael ab und fuhr sich kurz durchs Haar. Ines und ihr Chef saßen in letzter Zeit nach Feierabend noch gelegentlich bei einem Gläschen Likör oder einem Bier im Büro von Dr. Sentis zusammen. Ines empfand die Atmosphäre in dem hellen Raum beruhigend; sie mochte den Duft der Orchideen auf der Fensterbank, der sich auf ganz sinnliche Weise mit Sentis Parfum mischte, dessen Aroma noch in der Luft hing, nachdem er schon gegangen war. Vielleicht, hoffte sie, fühlte sich der Professor hier ebenso wohl wie sie – und tatsächlich, eines Abends hatte Rafael ihr dort drinnen das Du angeboten: »Unter vier Augen per du, vor den Patienten und Mitarbeitern per Sie«, und die unerwartete und heftig herbeigesehnte Einladung zu mehr Vertrautheit ließ Ines' Brust erbeben.

Das hatte etwas mit Ines Kümmerlein gemacht. Hüllenlos drehte sie sich nach Feierabend vor ihrem Badezimmerspiegel nach links und nach rechts, die Arme emporgehoben oder hinter dem Kopf gekreuzt, beugte sie sich nach vorn und nach hinten, um zu prüfen, wie sich die Form ihrer Brüste dabei veränderte, kniff die Pobacken zusammen und zog den Bauch ein, bis sie schließlich, vor sich selbst errötend, ihre Scham streichelte: »Ich liebe dich, mein Engel«, hauchte sie in ihren Badezimmerspiegel.

Der Frühling ging gemächlich in den Sommer über, allein Dr. Lenz hastete durch seine Klinik und die Jahreszeiten, eilte von Vortrag zu Interview, von Gruppensitzungen zu nächtlichem Beistand, wobei er selbst immer seltener in einen erholsamen Schlaf fand. Was, fragte er sich immer und wieder, ist der gemeinsame Nenner für die unterschiedlichen Symptome des neuen Krankheitsschädlings? Er musste eine Antwort darauf finden, denn das Dilemma, dass er seine Patienten nach ihrer Genesung wieder hinaus in die Welt schicken musste, in der die Verhältnisse doch die alten geblieben waren, zehrte auf ungesunde Weise an seinen Nerven.

9

Es war an einem Montagmorgen, einige Patienten sollten als geheilt entlassen werden, und andere warteten schon verzweifelt auf ihre Aufnahme. Weil immer mehr Menschen sich infizierten, hatten nun auch andere städtische Allgemeinkrankenhäuser ihre Pforten für Patienten der

Neuen Krankheit geöffnet, obgleich noch immer ziemlich unklar war, in welche medizinische Abteilung die Unglücklichen denn nun aufgenommen werden sollten.

Rafael hatte den Sonntag zuhause verbracht, allein, Jakob und Simon übernachteten bei Heinrich und Lydia, wo sie mit dem Großvater eine Runde durchs Werk machen und fertig gepresste Baumwollstoffbahnen mit ihm prüfen durften.

Lisbeth hatte einen Zettel auf dem Küchentisch hinterlassen, auf dem sie mitteilte, dass sie mit dem Orchester in der französischen Partnerstadt eingeladen war, und erst Montagvormittags wieder zurück wäre.

Sie wich ihm aus. Im Schlafzimmer, im Flur, im Arbeitszimmer – hinter ihren Webstuhl, auf dem bereits Klimts Gold und Silber leuchtete. Es gab Momente, da Lissi die Seide mit solch einer aggressiven Heftigkeit durch die vorgespannten Kettfäden stieß, dass er sich nicht traute, sie anzusprechen. Aber auch abgesehen davon hatte er aufgehört, Fragen zu stellen, beispielsweise, weshalb das Unkraut sich im Garten so unkontrolliert ausbreitete, warum der Rasen so wild wucherte und weshalb die Rosen über und über von Schädlingen befallen waren; hätte es den Verfall seiner Ehe und seiner ganzen Familie aufgehalten, wenn er sich mit Lissi gestritten, mit dem Fuß aufgestampft, gekämpft hätte um … um was? Um die Liebe und den Erhalt der Familie? Er war nicht dafür gemacht; denn wäre Lissi laut, dann wäre er still geworden, genau wie seine Mutter Anna.

Viele Herzen brechen leise, zerschellen an der Kälte eines von Hoffnung und Fürsorge verlassenen Heims: Am gestrigen Sonntag hatte er sich so derart erübrigt gefühlt, so zur Seite gelegt, dass er um ein Haar Leon angerufen und um seine Gesellschaft gebettelt hatte.

Ines erwartete ihn bereits vor seinem Büro, eine Fachzeitschrift über dem Kopf schwenkend: »Stell dir vor, Zwetkov hat in einem Artikel deine jüngsten Beobachtungsdaten veröffentlicht und sie dreist als die seinen ausgegeben. Ohne Rücksprache mit dir!« Rafael war nicht in der Stimmung für Auseinandersetzungen, aber hier konnte er sich um eine Aussprache nicht herumdrücken.

»Aber Herr Professor, dieser Artikel dient doch vor allem dem Renommee Ihrer Klinik! Sponsoren und Mäzene, Vorstandvorsitzende und Betriebsräte, Kranken- und Rentenkassendirektoren, ja, sogar die Arbeitgeber großer Konzerne sind doch seit Längerem schon ungeduldig und verlangen eindeutigere Nachweise für die Wirksamkeit unserer Behandlung …«

»Herr Kollege Zwetkov, bei aller Dankbarkeit und Notwendigkeit für die finanzielle Unterstützung dieser Leute wissen wir doch beide, dass wir es mit höchst widersprüchlichen Erwartungen und Vorstellungen zu tun haben! Darf ich Sie einmal frei heraus fragen: Würden *Sie* die Behandlung als gescheitert betrachten, wenn ein Patient nach seiner Entlassung Erwerbsminderungsrente beantragt? Wollen wir es als Erfolg oder Scheitern betrachten, wenn ein Genesener seinen Vorgesetzten bittet, ihn zurückzustufen auf eine Stelle, die ihm weniger Verantwortung, weniger Stress abverlangt, selbst wenn er dafür etwas weniger Gehalt bekäme?«

Doch bevor Andrej Zwetkov eine Antwort darauf einfiel, hatte Rafael ihm den Fehltritt mit dem Artikel schon verziehen; freundschaftlich legte er seinem Oberarzt eine Hand auf die Schulter: »Verehrter Kollege, ich schätze Ihre Arbeit sehr und verstehe auch, dass sie unseren Behandlungsfortschritt gerne mit Zahlen und messbaren

Fakten belegen möchten. Aber bitte vergessen Sie dabei nicht: Wir haben es hier mit zutiefst verunsicherten und erschöpften *Menschen* zu tun, nicht mit seelenlosen Werkstücken. Sie kommen zu uns, damit sie in diesem geschützten Rahmen darüber nachdenken können, wodurch sie ihre Widerstandskräfte derart schwächten, dass sie dem Schädling nichts mehr entgegenzuhalten hatten. Und nun, Dr. Zwektov, bitten Sie Dr. Sentis und Ines Kümmerlein zur Nachbesprechung unserer vor einigen Jahren entlassenen Patienten zu mir ins Büro.« Mit einer angedeuteten Verbeugung verließ der Oberarzt den Raum.

Endlich allein, musste Rafael erst einmal tief Luft holen. Mit dem Alter hielt er zwischenmenschliche Spannungen zwar länger aus, sodass er nicht mehr wie früher derjenige war, der zuerst nachgab (zuerst einknickte, wie es sein Vater ausdrückte), aber in Wahrheit kosteten sie ihn nach wie vor immens viel innere Kraft.

Rafael stand auf, trat ans Fenster und öffnete beide Flügel weit. Vom Park drang Lachen und Rufen herauf und die hereinströmende Luft wehte den Duft von reifen Birnen oder Pflaumen herein – und da war es wieder, dieses unfassliche Heimweh, das ihn so unerwartet überfallen konnte und ihm tief drinnen so wehtat.

Es klopfte und seine drei Kollegen traten ein. »Kassensturz!«, witzelte Dr. Sentis, während er mit elegantem Schwung auf seinen italienischen Ledersohlen hereintänzelte, während Krankenschwester Ines aufrecht und selbstgefällig vor Zwetkov eintrat.

Rafael war sehr gespannt, welche Langzeitwirkung seine dritte Frage (was für ein Mensch möchtest du sein?) auf die vor drei Jahren entlassenen Genesenen gehabt haben mochte. Zwetkov hatte die Aufgabe übertragen bekommen, sie zu finden und sie zu befragen, wie sie lebten und ob sie gesund geblieben waren.

Er begann mit Adelheid Stehle, der Fabrikantengattin. Nach ihrer Entlassung aus der Klinik hatte sie mit Nachdruck darauf bestanden, dass ihr Mann zusätzlich zur Haushaltshilfe noch eine Köchin einstellte, was er tat, und sie sich nun mit Freundinnen auf Tennisplätzen und in angesagten Stadtcafés die Zeit vertrieb. Sie schien entspannt und zufrieden.

Bernd, fuhr Zwetkov fort, der Bereichsleiter des Autohauses, ließ sich von seinem Chef als gewöhnlicher Autoverkäufer wiedereinstellen, zum halben Gehalt und mit vertraglich festgelegter Arbeitszeit von neun bis siebzehn Uhr. Dreimal die Woche ging er abends ins Fitnessstudio, denn er hatte sich neu verliebt und wollte gefallen.

Hans-Jörg (mit dem Dr. Zwetkov nur brieflichen Kontakt hatte) verkaufte seine Eigentumswohnung und war mit seiner Frau nach Mallorca ausgewandert, wo er Schülern im Alter von neun bis sechzehn Wasserballunterricht erteilte und seine Frau in einer kleinen ausgebauten Garage den Touristen selbstgekochte Maultaschen servierte. Er sei ein neuer Mensch, habe er versichert und behalte den Professor, der ihm ein zweites Leben geschenkt habe, mit großer Dankbarkeit in Erinnerung.

»Was wurde aus Johanna, der Malerin?«, wollte Rafael wissen.

»Oh, Johanna …«, spannte ihn Zwetkov ein wenig auf die Folter, indem er umständlich in seinen Notizen herumblätterte, »Johanna, unsere erleuchtete Malerin, schrieb mir aus einem Schweigekloster in den Schweizer Bergen – sie meinte, sie sei vollständig *bei sich angekommen*. Nach der Entlassung aus der Klinik, sei sie zunächst für ein Jahr zurück in die Ukraine gegangen, wo ihre Mutter an einer kleinen Schule Klavierunterricht gab. Seit einem Jahr sei sie Lehrbeauftragte ohne Arbeitsvertrag an einer therapeutischen Kunstschule, ihr sei jedoch in Kürze ein Beschäftigungsverhältnis zugesagt worden.« Rafael lehnte sich zufrieden in seinen Stuhl zurück.

»Die hat's auch geschafft«, plapperte Ines fröhlich, »die ist auch ausgestiegen.«

»Nein, Frau Kümmerlein«, schüttelte Rafael heftig mit dem Kopf, »nicht ausgestiegen, diese Menschen sind UMGESTIEGEN!« Große Freude bereitete es Dr. Lenz, von Fred (Freddy, der Lagerist) zu hören. Er war nach der Entlassung in seinen alten Betrieb zurückgekehrt, weigerte sich jedoch standhaft bei seinem Chef, zusätzliche Arbeiten von kranken Kollegen zu übernehmen. Pünktlich um achtzehn Uhr verließ er Hof und Holz, plante mit seiner Internetbekanntschaft Kurzurlaube in den Bergen und nahm sie mit auf spontane Städtereisen nach Paris und Florenz.

»Der Mann sieht völlig verändert aus, ich habe ihn kaum wiedererkannt«, sagte Zwetkov und zeigte ein Foto herum, das Freddy zum Interview mitgebracht hatte.

»Alle Achtung«, murmelte Ines, »der hat ja toll abgenommen, man sieht, dass er auf Brautschau ist!«

»Rosemarie von Gerwald und Suchttherapeut Käsbohrer«, fuhr Zwetkov fort, »sind die Einzigen, die immer noch einen fragilen Eindruck auf mich machten. Frau von Gerwald berichtete mir, dass sie nach der endgültigen Scheidung von ihrem Mann noch einmal richtig zusammengebrochen sei, weil dieser verlangt hatte, dass das von ihr so lange gepflegte und gehegte Haus sofort verkauft werden solle. Sie wohnt jetzt in einer kleinen Eigentumswohnung und streitet noch immer mit ihm um die Höhe des nachehelichen Unterhalts.«

»Was wissen Sie von Dr. Käsbohrer?«, fragte Rafael.

»Jonathan Käsbohrer ging zurück an seine Klinik, er macht, wie er mir versicherte, das Schicksal der Suchtpatienten nicht mehr zu seiner persönlichen Angelegenheit, vermisst jedoch gleichzeitig seine frühere Leidenschaft, mit der er sich dieser Menschen angenommen hatte. Was gut sei: Er habe jetzt wieder Augen für seine Frau, die neue Nähe würde ihn tragen.«

Professor Dr. Rafael Lenz hatte allen Grund, mit dem Ergebnis zufrieden zu sein. »Meine dritte Frage war nicht wirkungslos«, sagte er stolz, »das Ergebnis der Befragungen bestätigt den Erfolg unserer Behandlungen. Dies ist der Königsweg zur Heilung, liebe Kollegen: Zuerst träumen wir, dann treffen wir mutig eine Entscheidung, und schließlich begeben wir uns auf den Weg zu unserem Lebenstraum, bereit, unseren Preis dafür zu bezahlen.«

Andrej Zwetkov ging die geblümte Wortwahl des Professors gewaltig gegen den Strich. Er hatte die Berichte der ehemaligen Patienten extra ein wenig frisiert, sodass eigentlich nicht nur der gutgläubigen Krankenschwester Kümmerlein klar werden müsste, dass die sogenannte *Heilung* schlichtweg im Aussteigen bestand; das hat es schon immer gegeben, das war nun wirklich keine neue Erfindung von Dr. Lenz, der mit seinem Gutmenschgehabe die Leute nur verweichlichte, anstatt sie auf Ausdauer und Durchhaltevermögen zu trainieren.

»Mein Großvater«, dachte Andrej und musste lächeln, »das war noch ein Kerl! Sobald er einen Anflug von Erkältungskrankheit oder einer anderen körperlichen Schwäche zu verspüren vermeinte, zog er sich seinen Sonntagsanzug an, polierte seine Sonntagslederschuhe auf Hochglanz, band sich eine Krawatte um und setzte sich vors weitgeöffnete Fenster in aufrechter Haltung auf einen Holzstuhl: So wollte er dem potenziellen Angreifer, den er stets *Barbarossa* nannte, jedes Schlupfloch in seinen Körper und Geist verwehren. Aber die heutige Generation gibt Probleme gerne an den Pforten der Sanatorien und Behandlungsräume ab, um sie möglichst noch am selben Abend gereinigt und gelöst wieder abzuholen.«

Umständlich nestelte der Oberarzt nun einen verschlossenen Brief aus seiner Aktenmappe. »Frau Adelheid Stehle hat mich gebeten, Ihnen den hier persönlich zu übergeben …«

Rafael öffnete den Umschlag, reichte dann aber das handgeschriebene Schriftstück an Dr. Sentis weiter mit der Bitte, ihn vorzulesen – wer weiß, was da drinsteht.

Würdevoll erhob sich der Verwaltungsdirektor, räusperte sich hinter vorgehaltener Hand und begann mit getragener Stimme zu lesen:

Lieber verehrter Herr Professor Dr. Lenz,
im ersten Augenblick unserer Begegnung wusste ich, dass ich meinen Seelenmenschen gefunden hatte. Ich fühlte mich Ihnen so nahe, als hätten wir unsere ganze Jugend und auch unsere späteren Jahre zusammen verbracht. Vielleicht war es auch nur mein starker Wunsch, es wäre so gewesen, und wir hätten tatsächlich unser bisheriges Leben miteinander geteilt. Alles zog mich in Ihren Bann: Ihre Augen, die mir sagten Ich sehe dich, und Ihr Lächeln, das mir versicherte Ich weiß um dich. Es gefiel mir, wie Sie sich etwas Jungenhaftes, etwas liebenswert Spitzbübisches bewahrt haben; einen feinen, vorsichtigen Humor ohne Spott, ein Verständnis für andere, ohne sich über sie zu erheben. Es ist diese Leidenschaft, glauben Sie mir, mit der Sie überzeugen, und deretwegen – ich kann nur für mich

sprechen – ich Ihnen zutiefst vertraute.
Charisma ist so ein Wort, Wesensstärke ein anderes, mit dem ich Sie am besten beschreiben möchte. Ich wäre gerne noch länger in Ihrer Klinik geblieben, in diesem friedlichen Paradies: Als ich kam, war ich tot. Als ich ging, habe ich begonnen zu leben.

Ihre
Adelheid Stehle

Dr. Sentis blickte bewegt in die Runde; noch nie hatte er so einen wunderbaren Brief von jemandem bekommen und auch Rafael war zutiefst gerührt, wenn er es auch nicht zeigen wollte. Derweil versuchte Ines, mit aufgesetzter Fröhlichkeit einen Anflug von Eifersucht zu überspielen, während Zwetkov einen lautlosen Applaus mimte.

»Die romantische Schwärmerei einer Patientin für ihren Therapeuten«, sagte Rafael und lachte künstlich dabei auf. »Ich werde mich persönlich bei ihr bedanken!«

Damit war die Sitzung beendet. Weshalb verging die Zeit immer schneller, sodass man meinen könnte, die Gegenwart schrumpfte immer mehr? Es war an einem Sonntagnachmittag, Anfang November. Am Himmel kämpfte eine fahl gewordene Spätherbstsonne gegen die rasch vorbeiziehenden grau-schwarzen Wolkengebilde. Rafael saß über der Vorbereitung eines Vortrages, den er in der kommenden Woche vor Betriebsräten halten sollte. Jakob und Simon waren irgendwo außer Haus unterwegs, er wusste nicht mehr viel von ihnen und sie nichts von ihrem Vater.

Vor einer Stunde hatte er Lissi, die vor sich hin summend in der Küche herumwerkelte, einen Spaziergang durch den Wald vorgeschlagen: zu halbherzig vielleicht, denn das Thema seines Vortrages war heikel und zeitaufwendig, es ging um bedenkliche Auswüchse innerhalb der modernen Gesellschaft im Zusammenhang mit der Neuen Krankheit, über die manche lieber schweigen würden.

Aber Lissi hatte von sich aus abgewunken: »Ich will nicht spazieren gehen, ich will noch ein wenig weben«, hatte sie nicht böse und abweisend gesagt, sondern etwas beschämt, weil sie für ihr Nein keine ehrliche Erklärung abgeben konnte, es sei denn, sie müsste ihrem Mann von ihren durcheinandergeratenen Gefühlen erzählen, müsste ihm und sich eingestehen, dass sie hin und hergerissen zwischen Mitleid und Abwehr, zwischen Zuneigung und Verachtung war, und dass sie wusste, dass diese Gefühle nichts mehr mit Liebe zu tun hatten. Von dem abgesehen, erinnerte sie sich mit Schaudern an ihren letzten Spaziergang. Vor zwei Wochen, als Rafael ihr seine zweite Frage »Was brauchst du von mir?« gestellt hatte, als wäre sie seine Patientin, dabei aber so bettelnd, so hündisch unterwürfig geklungen hatte, dass ihr beinahe übel geworden war.

Der Arme wusste ja nicht, dass ihr Herz seit Längerem schon Detlev, dem Orchesterleiter gehörte, und nicht nur ihr Herz, sondern ebenso ihr warmer, reifer Frauenkörper. Vielleicht hätte sie ihm mit mehr Wahrhaftigkeit ersparen können, dass er gezwungen war, mit jenem angsterfüllten Blick nach Zuneigung in ihren Zügen zu forschen, vielleicht hätte er verstanden, weshalb sie ihren Kopf ruckartig zur Seite drehte, wenn er sie küssen wollte, und seine kalten Lippen allerhöchstens ihre Wange streiften.

Rafael warf den Stift auf den Schreibtisch und verbarg sein Gesicht in den Händen. »Hier sitzt der gute Therapeut«, verhöhnte er sich wieder einmal selbst, »der unermüdlich um Mitmenschlichkeit ringt, der zu heilen und zu verändern in die Welt gekommen war, der sich lieber aufopfert, als sich wahrhaft lieben zu lassen.«

»Dein Vater steht draußen!«, rief Lisbeth aufgeregt und eilte zur Türe.

Rafael schaute erschrocken auf und sein erster Impuls war, sich wie ein kleiner Junge im Schrank zu verstecken; aber er war kein kleiner Bub, er war Professor Dr. Lenz.

»Guten Tag Rafael!«

Und schon stand Heinrich Lenz vor ihm, eine Boulevardzeitung in der Hand schwenkend: Von seinem Abteilungsleiter war er auf eine kleine Notiz über die *Schneidige therapeutische Aktion des Professors Dr. Lenz* hingewiesen worden.

Rafael wusste Bescheid: Es war die Idee zweier seiner Patienten, denen man in ihrer Firma nicht abgenommen hatte, dass sie mit der Neuen Krankheit infiziert waren und sie mit dem Vorwurf der Arbeitsverweigerung fristlos kündigte, und die nun einen Weg gesucht hatten, ihrer Angst und Verzweiflung Herr zu werden, indem sie eine Protestpostkarte an ihren Arbeitgeber verfassten, um ihn wissen zu lassen, was er ihnen und ihrem Leben durch die ungerechtfertigte Entlassung angetan hatte.

Rafael hatte die beiden keineswegs dazu angestachelt, gab jedoch ihrem Vorhaben seinen Segen: »Sagt euren Chefs, was euch am meisten verletzt hat, erklärt es ihnen friedlich und bittet sie um einen behutsameren Umgang mit euch. Sagt ihnen, ihr seid fühlende, erkrankte Menschen und keine reparaturbedürftigen Maschinen.«

Bald wollten weitere Kranke solche Postkarten an ihre Chefs schreiben, sie wollten sich erklären, um Rücksicht bitten, wollten nicht vergessen oder gar aussortiert werden. Wo sollten sie denn, aus der Obhut der Klinik entlassen, Schutz und Hilfe suchen, wenn nicht bei den Mitmenschen selbst, allen voran bei denjenigen, die sie für ihre Arbeit entlohnten und sie und ihre Familien ernährten?

Die perfide Überschrift der Notiz lautete: *Unmenschliche Führungsstile von Patienten der Privatklinik Professor Lenz an den Pranger gestellt!* Rafael atmete auf fünf ein und auf zehn wieder aus und dann hörte er den Vater poltern: »Wie blöd kann man sein, den Infizierten dabei zu helfen, ihre Chefs anzuklagen, nur weil die nicht an Befindlichkeiten, sondern an Leistung interessiert sind – interessiert sein *müssen*?«

»Das ist es nicht, Vater ...«, wollte Rafael gerade sagen, aber Heinrich war noch nicht fertig mit ihm.

»Diese hinterhältige Krankheit, die immer mehr meiner Mitarbeiter wochen-, ja monatelang hinter den Toren von Kliniken und Sanatorien verschwinden lässt, bedarf eines *wirksamen* Gegengiftes. Es ist die Rede von Überlastung! Man beginnt zu glauben, die Arbeit selbst sei der Schädling! Hör zu, Rafael: *Deine* Aufgabe ist es, mit den bescheidenen Mitteln der Seelentherapie die Kranken zu kräftigen und aufzurichten, und nicht, nach Schuldigen mit ihnen zu suchen oder ihnen gar vorzugaukeln, sie hätten auch nur die geringste Wahl zwischen Mehr oder Weniger. Am Ausbruch dieser Neuen Krankheit tragen entweder *alle* Schuld oder aber keiner. Wir sind schlicht zu viele auf dieser Welt, dort liegt der Hund begraben.«

Rafael war jetzt aufgestanden, um auf einer Höhe mit seinem Vater zu sein, wenn auch einen Kopf kleiner.

»In Japan, Vater, haben sie den Begriff KAROSHI geschaffen; er bedeutet Tod durch Überarbeitung.«

Heinrich Lenz lief nun ärgerlich hin und her. »Solange die Leute immer mehr haben wollen, müssen sie eben auch sollen wollen!«

Rafaels Gehirn begann sich mit dieser fruchtlosen Diskussion im Kreise zu drehen.

Lenz Senior hatte sich auf einen Stuhl fallen lassen und die Arme vor der Brust verschränkt. »Ich habe mich stets als Meister meines eigenen Lebens empfunden, auch in einer Welt, in der vieles nicht zum Besten steht. Und weißt du was? Ich bin einer von denen, die diese Gesellschaft am Laufen erhält, die den Menschen ermöglicht, mit dem Lohn ihrer Arbeit ihre vielfältigen Bedürfnisse zu befriedigen; hat *mich* jemals einer gefragt, wie es *mir* dabei geht?«

»Wie geht es dir?«, fragte Rafael mild und legte zaghaft eine Hand auf die Schulter seines aufgebrachten Vaters. Aber weil der Fragende, wenn es um Stimmungen geht, stets über den Befragten erhaben ist, vertrug Heinrich Lenz das Mitgefühl seines Sohnes nicht.

»Lehne dich nicht zu weit aus deinem kleinen Fenster, Rafael, ich meine es nur gut mit dir.« Und damit stand Heinrich auf, winkte kurz mit der Hand zum Gruß, warf mit der anderen die Zeitschrift auf den kleinen Beistelltisch und eilte Richtung Haustüre, an seiner verdutzten Schwiegertochter vorbei, der er zum Abschied noch kurz mit dem Kopf zunickte.

»Was war denn das?«, fragte Lissi gereizt, die Rafael die Schuld dafür gab, dass ihr Schwiegervater sie links liegen ließ und mit keinem Blick den fast fertigen Teppich auf dem Webstuhl gewürdigt hatte.

»Ach«, erwiderte Rafael, »er weiß eben alles besser, ständig kritisiert er mich und meine Arbeit.«

»Das tut mir leid«, sagte Lisbeth nun ehrlich betroffen. Rafael bekam es von allen Seiten ab, auch von ihrer, auch von seinen Söhnen, alle wollten ihn anders haben, als er war.

Flüchtig tätschelte sie ihm den Rücken, so wie man vielleicht einem Kind rasch über den Kopf streicht, das hingefallen war und das aus dem Blick der Mutter abliest, dass nichts Schlimmes passiert war.

Lustlos, innerlich wie leergesogen, schrieb Rafael sein Manuskript zu Ende. Lisbeth hatte ein kaltes Abendessen auf den Tisch gestellt, und während Jakob und Simon ihre Wurstbrote herunterwürgten, beantworteten sie brav die Fragen des Vaters nach ihrem Befinden und ihren Schulnoten. Und weil Rafael sich wie ein Fremder am Tisch seiner eigenen Familie fühlte, entschied er sich, noch in derselben Nacht in die Klinik zurückzufahren, weil … nun, weil mich morgen in aller Herrgottsfrühe meine beiden Psychotherapeuten für eine Mediation erwarten.

Die Kinder und Lisbeth fragten nicht, protestierten nicht, wunderten sich nicht: Sie waren noch nie ein Teil von Rafaels beruflicher Welt.

Die beiden Therapeuten Jens und Günther waren sich zum ersten Mal ganz böse in die Quere gekommen. Jens, der Verhaltenstherapeut, fühlte sich von Günther, der alles glaubte, was Sigmund Freud über den Menschen und sein Unbewusstes herausgefunden hatte, in der Ausübung eigener Heilmethoden behindert.

Günther, petzte er, habe damit begonnen, im gesamten Verhalten der Patienten Sexualsymbole aufzuspüren und wolle den verständnislos dreinblickenden Kranken mit

Hilfe der längst veralteten Trieblehre ihr Fühlen und Denken sowie ihre Träume deuten.

»Reitet eine Frau den goldenen Drachen«, ereiferte sich Jens, »und stößt dabei seltsame Laute aus, so verkündet Günther lauthals, dass sie damit *sexuelle* Spannungen abbaue: also diese eindimensionalen Erklärungen gehen mir ganz enorm auf die Nerven und den Patienten auch!«

Günther, der bisher mit belustigtem Grinsen geschwiegen hatte, sagte nur: »Ach Jens, geh doch mal in dich ... Ist es nicht so, dass du dich selbst gegen ein paar Einsichten wehrst, damit sie dir nicht *bewusst*werden?«

Rafael erhob nun beide Hände: »Meine Herren, ich bitte Sie ... Ins Dunkel unserer Seelen führen viele Wege und wir sind als Heiler angehalten ...« Da klopfte es laut an der Türe und Rafael rief erleichtert: »*Herein!*«

Er wollte das Gespräch so schnell wie möglich hinter sich bringen, da war er wieder, sein dumpfer Widerwille gegenüber Disharmonien, die eine unerklärliche Sperre in ihm auslösten. Und Ines Kümmerlein wusste es auch. Sie kam, um ihn von den beiden Streithähnen zu erlösen – sie war nun immer zur Stelle, wenn es galt, ihrem Rafael Schwierigkeiten vom Halse zu halten, denn sie war wahrscheinlich die Erste, die in jüngster Zeit das gehetzte, fiebrige Flackern in seinem Blick wahrgenommen hatte.

Ines scheuchte Jens und Günther mit einem strengen Handwedeln vom Hof.

»Manchmal fürchte ich mich, Ines, es kommt und geht ...«

»Ruhe dich ein wenig aus, Rafael, das sind die Nerven.«

Und dann legte sie warm und mütterlich eine Hand an seine Wange und Rafael hätte sich nun gerne in ihre Arme geworfen, so sehr sehnte er sich nach echter Nähe: Aber er durfte diesem Wunsch nicht nachgeben; er fürchtete, dass wenn er sich schwach und bedürftig zeigte, dies bei Ines womöglich Verachtung und Enttäuschung auslöste.

Als Ines wieder hinausgegangen war, überflog Rafael noch einmal die jüngsten Dankesbriefe von geheilten Patienten; sie zeugten von wiedergefundenem Lebenssinn und neuen Lebensentwürfen, vom Verkauf ihrer verschuldeten Eigentumswohnungen und von einem einfacheren Leben auf dem Land. Manche von ihnen hatten es schon geschafft, andere kämpften sich noch mutig aus ihren krankmachenden Zwängen heraus, um sich auf einen neuen, selbstfürsorglicheren Weg zu begeben. Aber wo Licht ist, ist auch Schatten, und so stapelte sich auf seinem Schreibtisch auch unangenehme Post: Sie stammte von renommierten Wissenschaftlern, sie kam aus den Chefetagen weltweit agierender Konzerne; erstere verglichen die Privatklinik böse mit einem potemkinschen Dorf, und letztere beklagten, dass sich die vorgeblich Genesenen während der Wiedereingliederung keinen Deut belastbarer zeigten als *vor* ihrer monatelangen Krankschreibung; zudem würden sie völlig vermessene Forderungen an die Gestaltung ihres Arbeitsplatzes stellen.

Rafael rieb sich gähnend die Augen. Er hatte wenig geschlafen in der vergangenen Nacht; die ohnmächtige Wut auf seinen Vater war in den frühen Morgenstunden wiedergekommen und hatte ihn gegen allen Widerstand fest in die Zange genommen. An der Türe klopfte es wieder und nun war es Nachtschwester Martha, die nach der morgendlichen Übergabe noch unter vier Augen mit ihrem Chef sprechen wollte. Rafael bat sie, Platz zu nehmen, aber sie wollte lieber stehenbleiben. Verlegen berichtete sie über nächtliche Unruhen auf den schwach beleuchteten Fluren: Huschende Gestalten, hinter denen sich Türen verstohlen schlossen, Geflüster und Gekicher wie von Jugendlichen in einem Schullandheim; sie sei sich nicht sicher, sagte Martha errötend, ob sich hier nicht regelwidrig Männlein zu Weiblein finden würde, sie wolle es nur gemeldet haben.

»Danke, Schwester Martha, ich werde mich darum kümmern. Wir müssen Verständnis dafür haben, dass auch in ausgebrannten, müden Seelen noch ein Fünkchen sexuelles Verlangen glimmt.« Mit feuerroten Ohren verabschiedete sich Martha in ihren Feierabend.

Rafael hatte eine Idee: Aus den Tiefen seiner Schreibtischschublade holte er den Werbeprospekt einer Firma hervor, die seit einigen Jahren therapeutisch einsetzbare Sexroboter mit künstlicher Intelligenz herstellte. Eine Entwicklung, die Rafael für sein Verständnis von Psychotherapie bisher nicht in Erwägung ziehen wollte – aber vielleicht wäre dies die Lösung, um den verbotenen nächtlichen Unruhen Einhalt zu gebieten?

Auf seine diskrete Anfrage erhielt Professor Lenz ein promptes und ausführliches Angebot: Unsere Firma würde sich geehrt fühlen, Ihnen als Pionier bei der Erforschung und Heilung der Neuen Krankheit behilflich sein zu dürfen, indem wir Ihrer Klinik einen männlichen und einen weiblichen Sexroboter für eine geringe Nutzungsgebühr zur Verfügung stellen möchten. Besonders freuen würde es uns, wenn Sie aufgrund ihrer Beobachtungsdaten einen positiven Zusammenhang zwischen dem Gebrauch unserer intelligenten Puppen und der schnelleren Gesundung Ihrer werten Patienten nachweisen könnten.

Rafael dachte zuerst an Zwetkov, dann an Ines, dann an den Koch, dann an den Gärtner: Er selbst käme für einen Test nicht in Frage und so entschied er sich nach einer unruhigen Nacht, Leon zu fragen, zumal er diesen gerne wiedersehen wollte. »Könntest du dir vorstellen, einen Sexroboter mit künstlicher Intelligenz zu testen?«

»Wie kommst du gerade auf mich?«, lachte Leon laut auf.

»Weil du mir die Wahrheit sagen wirst«, dachte Rafael, spöttelte jedoch stattdessen: »Um dir eine Freude zu bereiten!«

Leon sagte zu, nicht weil es ihn sonderlich interessiert hätte, sondern für seinen Freund, von dem er sich wieder gebraucht fühlte: ein Gefühl, das er viele Jahre vermisst hatte; was dazu führte, dass er sein Dasein für – wie sollte er sagen – für entbehrlich hielt.

Sie verabredeten sich im Jodelwirt: Wirt und Bedienung hielten Leon immer noch für einen Patienten des Professors, einen von besonderem wissenschaftlichen Interesse vielleicht.

Nach dem dritten von Leon herbeigepfiffenen Bier waren sich Forscher und Versuchsperson einig: »Ich mach's«, sagte der Freund.

Jetzt musste Rafael nur noch unter den angebotenen Robotern zwei passende Modelle auswählen. »Bei unseren männlichen Sexrobotern stehen Ihnen Herkules und Adonis zur Verfügung«, erklärte der herbeigeeilte Vertreter dem Herrn Professor mit geschult diskreter Beflissenheit.

Herkules war 1,85 m groß und Adonis zehn Zentimeter kleiner. Herkules' Penis konnte man eigenhändig auf eine beeindruckende Dicke und Länge einstellen, der von Adonis war unveränderliches Mittelmaß und von daher auch etwas günstiger im Preis. »Herkules beherrscht viele Witze, also etwas versaute Witze ...«, erklärte der Verkäufer ohne Augenzwinkern. »Seine Aufforderungen zum Sex sind eher direkt und vielleicht, wie manche meinen, etwas vulgär. Adonis hingegen kann Eichendorff-Gedichte aufsagen, er ist mehr der weiche, romantische Typ, der Abwartende: Er lässt den Frauen Zeit. Für den therapeutischen Gebrauch empfehle ich Ihnen, verehrter Doktor, deshalb unsere Adonis-Ausführung.«

Das Angebot an weiblichen Sexrobotern war vielfältiger. Psychologisch komplexer, fand Rafael, denn der Kunde hatte die Wahl zwischen der verspielt-fröhlichen Sissi oder der apart-kühlen Gudrun, zwei völlig unterschiedliche Frauentypen, beide interessant, aber für seine Patienten ...

»Für den klinischen Gebrauch empfehlen wir unser Modell Sissi.« Der Vertreter deutete auf eine kupferblonde, blauäugige Frau, deren langes seidiges Haar über ihre relativ kleinen Brüste fiel. Der Therapeut Dr. Lenz betrachtete sich die Ware genau, aber je genauer er sich Sissi ansah, deren Blick wiederum fest auf Rafael gerichtet war, desto mehr verglich er sie, ohne sich dessen völlig bewusst zu sein, mit Lissi: dieselbe rötliche Haarfarbe, die offensichtliche Zartheit ihrer blassen Haut, der Schwanenhals, die mandelförmigen Augen, die langgliedrigen Finger – und erst die vollen und elegant geschwungenen Lippen mit diesem geheimnisvoll lockenden Lächeln ...

»Können die Puppen gehen?«, riss sich Rafael aus seinen ungehörigen Betrachtungen.

»Nein, nicht mehr; wir hatten unsere Prototypen noch mit einer Gangfunktion ausgestattet, aber es kam einfach zu oft vor, dass vor allem die weiblichen Roboter während ihres

Gebrauchs einfach aufstanden und davonliefen. Damit die Puppen sich vor zu groben Übergriffen dennoch schützen können, haben wir ihnen die Abschaltfunktion einprogrammiert: Werden sie zu roh angefasst, erschlaffen sie, und alle Körperöffnungen verschließen sich für eine Stunde.«

Das gefiel Rafael. Er entschied sich für Sissi und Adonis als Gefährtin und Gefährten für seine bedürftigen Kranken, um ihnen als guter Therapeut ein Quäntchen körperliches Glück zu verschaffen.

»Eine hervorragende Wahl, Herr Professor, die beiden werden Sie nicht enttäuschen, sondern als mutige Pioniere in der stationären Therapie der Neuen Krankheit Ihrer Klinik alle Ehre erweisen.«

Gleich am nächsten Tag würde der Vertreter Sissi für eine oder zwei Nächte bei Leon Schulze vorbeibringen.

10

Waren Rafael seine Klinik, seine außerordentliche Bekanntheit, seine Patienten und deren Wohl wichtiger geworden als er sich selbst? Wurde seine außerordentlich selbstlose Hingabe an die Kranken womöglich noch zusätzlich durch deren unentwegten Beteuerungen befeuert, sie wüssten ohne ihn nicht weiter?

Es war ja mittlerweile schon so, dass wenn sich der Professor wegen eines Termins außer Haus begeben musste, die Infizierten einen regelrechten Krankheitsschub, einen Rückfall in ihre schwersten Symptome erlitten, wobei sie ihm bei seiner Rückkehr unverhohlen wissen ließen, dass sie Opfer seiner Unverfügbarkeit geworden waren.

Und da die Geltung des einen manchmal Hand in Hand mit eines anderen Bedeutungslosigkeit einhergeht, fühlte sich Andrej Zwetkov in seiner Rolle als Oberarzt mehr und mehr vom Professor in einen Hintergrund gedrängt, wo sein Können und Wissen ungewürdigt dahindümpelte. Die Kranken gaben ihm grob zu verstehen, dass sie ihn als Vertretung für Dr. Lenz als nicht ausreichend heilsam empfanden, und lehnten die Gruppensitzungen bei ihm ab, indem sie zur Stunde einfach in ihren Zimmern blieben. Rafael Lenz hätte das sicherlich ändern können, hätte ein Machtwort sprechen und sich durch kluges Delegieren selbst entlasten können; aber es rührte an seine Seele, wie die hilflosen und ermatteten Kranken darauf bestanden, dass ihr Dr. Lenz an jedem neuen Morgen eine kleine Andacht mit ihnen abhielt: nichts Religiöses, nichts, was Priester von der Kanzel herab predigen würden, Rafael sollte lediglich über die hoffnungsvoll Versammelten seine Arme erheben und sagen: »Alles wird gut!«

Seit Rafael nämlich zum ersten Mal seine Hand auf die Stirn einer Patientin gelegt hatte und Johanna sich danach als geheilt erklärte, hatte sich jenseits des goldenen Tores die Mär des *Wunders vom Drachenpark* verbreitet, und man konnte darüber den Kopf schütteln oder sich lustig machen: die Menschen wollten es einfach glauben.

»Das darf doch nicht wahr sein!«, erschrak sich Andrej, als ihm eines Morgens das riesige Schild neben dem Eingangsportal in die Augen sprang: *Ich bin nicht weg. Ich verlasse Euch nicht*! Und auch Verwaltungsdirektor Franz Sentis fröstelte es, als er beobachtete, wie einige der Kranken beim Hinein- und Hinausgehen das Schild berührten und danach ihre Hand küssten.

11

Die Tage waren wieder kurz geworden. Rafael wollte die Nacht zu Hause verbringen, in seinem Bett neben Lissi und Wand an Wand mit seinen Söhnen. So, als wäre alles gut.

Im Licht der Scheinwerfer reckten sich ihm die bleichen Borken der Rot-Ahorn-Bäume entgegen – winkende, warnende Gespenster, und wie gewöhnlich auf dieser eintönigen Fahrt, geriet der müde Mann ins Grübeln: über seine lieblose Ehe, über seinen Vater, über die in Mitleidenschaft gezogenen Buben … und seit Neuestem immer wieder über den Selbstmord seiner Mutter. Mit Grauen erinnerte er sich an ein Selbsterfahrungswochenende während seiner Ausbildung zum Psychiater und Psychotherapeuten. Der Leiter der Gruppe hatte ihn damals gebeten, über seine Jugend im Elternhaus zu sprechen und über den Tag, als seine Mutter sich das Leben genommen hatte. Ganz gründlich wollte der Psychologe (wie hieß er gleich?) in Rafaels Seele nach blinden Flecken stöbern, die ihm als zukünftigem Therapeut hinderlich werden könnten. Der Ausbilder hatte so lange und so gekonnt in ihm herumgestochert, bis Rafael schließlich unter den mitleidigen Blicken der anderen Teilnehmer in haltloses Weinen ausgebrochen war, und der Psychologe (sensibel und zupackend zugleich) ihn wie ein Kind in die Arme geschlossen hatte, was alles noch schlimmer machte.

»Da ist so viel Schmerz und Angst«, hatte der Leiter ihm ins Ohr geflüstert, und unter nachlassendem Schluchzen hatte Rafael ihm schließlich nachgegeben und gehaucht: »Ich weiß. Dabei ist es bis heute geblieben.«

Rafael drehte die Heizung im Wagen höher. Sobald er an Jakob und Simon dachte, kam das Heimweh zurück.

Wie fremd sie einander geworden waren, wie mechanisch sie seine Fragen beantworteten und brav lächelten, wenn er sie für eine gute Note lobte, und wie wohlerzogen sie sich bedankten, wenn er jedem von ihnen ein extra Taschengeld zusteckte. Jakob, sein Großer, richtete sich seit geraumer Zeit völlig nach Großvater Lenz aus und seine Freizeit verbrachte er größtenteils in der Firma neben den vollautomatisierten Webstühlen, wo er dem Programmierer gebannt und wissbegierig über die Schulter schaute. Heinrich Lenz gefiel das sehr, so hätte er sich seinen eigenen Sohn natürlich auch gewünscht.

Und Simon – ach, mein Simon, dachte Rafael traurig. Der Junge war ihm so ähnlich. Über seinem Bett hatte der stille Junge ein Poster aufgehängt: *Jedem Menschen ist es aufgegeben, frei zu wählen und zu entscheiden, was er mit seinem Leben tun will.* Rafael kamen die Tränen.

Im Haus waren die Rollläden heruntergelassen, nicht aus der kleinsten Ritze drang noch etwas Licht nach draußen, wo Rafael bange vor seiner Haustüre stand. Sollte er kurz läuten, um sein Kommen anzukündigen, oder wäre es natürlicher, wenn er mit seinem eigenen Schlüssel aufschlösse, selbstgewiss eintrat, seine Schuhe aus und die Hausschuhe anzog und ins Wohnzimmer ginge mit dem fröhlichen Ruf: *»Ich bin da!«* Er machte sich umsonst Sorgen, denn es war niemand zu Hause.

Wieder schlich er wie ein fremder Eindringling durch die stummen Räume: Waren sie geschrumpft? Ihm war, als bewege er sich durch eine künstliche Umgebung, wie durch ein Möbelhaus nach Geschäftsschluss, in dem selbst das teuerste lederne Sofa ohne einen wohlgemuten Menschen darauf unwirklich erscheint. In der Küche knipste er das Licht an und sah es gleich: das kleine Blatt Papier auf der Anrichte mit Lissis Schrift darauf:

Bin bei einer Freundin und spätestens um Mitternacht wieder zuhause.

Kuss,
Mama

Das war also für Simon und Jakob gedacht. Und von einer Freundin wusste Rafael nichts. Aber wo waren seine Söhne nur um diese Zeit? Die Familie läuft aus dem Ruder, sie fällt auseinander, kein Vater und keine Mutter da.

»Hilfe!«, schrie es tief in Rafael, »Hilfe, ich kann das nicht alleine tragen ... Ich habe Angst!« Die Standuhr begann zu rasseln, als hätte sie Mitleid mit dem Hausherrn und wollte mit ihm reden. »Neun«, zählte Rafael mit. Abgekämpft ließ er sich auf sein teures Sofa fallen. »Sie rechnen nicht mehr mit mir, weder als Vater noch als Ehemann, ich kann kommen oder auch wegbleiben, es macht keinen Unterschied mehr.«

Der Arme hätte nun eine Kleinigkeit essen können, sich ein wenig ausruhen, aber er löschte die Lichter, zog seinen Mantel an, schloss die Haustüre hinter sich ab und machte sich auf den Weg zurück in die Klinik.

Wie er dort angekommen war, wüsste er nicht zu sagen, er muss den Wagen wohl in einer Art willenloser Trance entlang der vertrauten Strecke gelenkt haben und war dann, von der Nachtschwester und den ruhelos umherirrenden Kranken unentdeckt, in sein Zimmer gehuscht, hatte sich einen Tee mit einem Schuss Whisky zubereitet, und lange in den dunklen Park hinuntergestarrt.

Die Kirchturmglocke aus dem benachbarten Dorf schlug bereits Mitternacht, aber Rafael lag lauschend mit aufgerissenen Augen unter seiner Decke, die einfach nicht warm werden wollte, und obwohl seine Glieder schwer wie Blei auf der Matratze lagen, war sein Geist unnatürlich wach.

Weil er immer schlechter Luft bekam, kleidete er sich wieder an und schlich sich an den Wänden der Flure entlang aus dem Gebäude. Rafael schloss das goldene Tor auf und folgte dem kleinen Trampelpfad, der durch die angrenzende Wiese hinauf an den Rand eines kleinen Wäldchens führte; es war kalt und es roch nach Schnee, der Himmel war schwarz und nah – er sollte umkehren: Aber Etwas zog ihn, etwas trieb ihn.

Was war das? Um ihn herum hatte sich ein heller Strahlenkranz gebildet. Vorsichtig machte Rafael ein paar Schritte vorwärts, und siehe da, die Aureole, die seine Beine umglänzte, ging mit ihm, und auch seinen weiteren Schritten folgte der leuchtende Glanz.

So schnell er konnte, rannte er den ganzen Weg zurück zur Klinik, schlich sich an den Wänden der schwach beleuchteten Flure entlang zurück in sein Zimmer, und warf sich samt Kleidern auf sein Bett, wo er wieder aufgewühlt in die Dunkelheit starrte. Sein Wecker zeigte drei Uhr; er sollte schlafen, aber was er gerade erlebt hatte, hielt ihn hellwach.

»Es ist die Erschöpfung«, versuchte sich Rafael die seltsame Erscheinung zu erklären, »meine Nerven sind überlastet: Aber was, wenn es *doch* keine Sinnestäuschung war, sondern ein *Zeichen*?«

Aus der schwindelnden Höhe dieser unheilvollen Frage stürzte Rafael in einen kurzen, besinnungslosen Schlaf, während draußen bereits der neue Arbeitstag aufdämmerte.

Leon hatte für zwei Tage und eine Nacht Sissi, die Sexroboterin, zu Besuch gehabt, und nun wollte Rafael gerne wissen, was sein früherer Freund mit ihr erlebt hatte. Sie trafen sich in Leons winziger Dachmansarde am Rande der Stadt, und Rafael wäre beim Anblick der schönen Sissi fast das Herz stehengeblieben: Schlaff und schräg hing sie auf einem abgewetzten Sessel, den Blick ins Leere gerichtet.

»Wusstest du, dass sie blinzeln und stöhnen und sprechen kann?«, fragte Leon nach einem Glas Bier.

»Hast du ihn reingesteckt?« Rafael schämte sich, aber Leon antwortete fröhlich: »Nur meine Finger … Zuerst schien es ihr zu gefallen, aber als ich dann mal was Neues ausprobierte, ist das Mädel plötzlich erschlafft und hat alle Schotten dichtgemacht – Schau sie dir an!«

Rafael wollte lieber nichts Näheres mehr wissen, es war ein Fehler, Leon war nicht die richtige Testperson, in solche sensiblen Bereiche dringt man zur diagnostischen Abklärung gelegentlich bei Patienten vor, aber niemals bei einem Freund. »Ich habe den Verdacht«, wechselte er das Thema, »dass Lisbeth mich mit dem Leiter der Ungehorsamen Stadtmusikanten betrügt …«

Leon schaute nachdenklich in sein Bierglas, und nach einer langen Stille murmelte er: »Tut mir echt leid.«

Dr. Lenz ließ dem Sexroboterverkäufer über Franz Sentis mitteilen, dass er Adonis und Sissi anliefern könne, und bereits am darauffolgenden Tag saßen die beiden nebeneinander auf dem Plüschsofa im sogenannten *Intimen Wohlfühlzimmer* der Privatklinik – ihrer neuen Wirkstätte. Kuschelige Atmosphäre, leise Musik im Hintergrund, abgedunkelte Fenster, ein breites Bett, sowie ein weiches einladendes Sofa.

An den sandfarbenen Wänden Impressionen von einsamen Stränden und saftigen Wiesen. Nichts Anzügliches. Hier ging es einzig und allein um Wohlbehagen und – mithilfe von ein bisschen Fantasie und physiologischem Mangel – um Entspannung.

Ines und Rafael wollten die Ersten sein, die sich mit ihren neuen Mitarbeitern bekannt machten – gemeinsam. Ines hätte das Intime Wohlfühlzimmer gerne Hand in Hand oder Arm in Arm mit Rafael betreten, aber das waren lediglich geheime Träume, gesponnen in ihrem entbrannten Herzen, ohne äußere Zeichen auf eine nahe Erfüllung.

»Hallo Adonis, wie geht es dir?«, sprach die Krankenschwester den mittelmäßig muskulösen Adonis mit hochroten Wangen an und bemühte sich, nicht auf den mitteldicken und mittellangen Silikonpenis zu starren, der sich unter einem dünnen Höschen abzeichnete: »Mir geht es sehr gut, soll ich dir das Gedicht *An Luise* aufsagen?«

Rafael flüsterte Ines ins Ohr, sie solle Adonis fragen, ob er nicht lieber gleich Zärtlichkeiten mit ihr austauschen wolle. Vom warmen Atem ihres Chefs berührt, begannen der armen Ines die Knie weich zu werden: Ja, Rafael, ich will, dachte sie glühend, und streichelte ihr Ohr.

»Adonis, möchtest du mich jetzt verwöhnen?«, fragte sie verführerisch.

»Wollen wir uns vorher noch ein wenig unterhalten?«, fragte Adonis sanft, und Rafael zweifelte kurz, ob er nicht doch lieber Herkules hätte wählen sollen.

»Nein, ich will es sofort!«, brach es nun aus Ines Kümmerlein mit unerwarteter Wucht hervor. »Dann streichle mein Glied …«, schmeichelte der Roboter, und jetzt war Ines nicht mehr zu bremsen: Sie ging hin zu der menschengleichen Maschine und umschloss deren kühlen, schlaffen Penis fest mit ihrer rechten Hand, knetete ihn mit schmachtendem Blick auf Rafael, und siehe da – das Ding schwoll an, wurde steif und entfaltete sich zu seiner ganzen Pracht, die weder zu lang noch zu kurz war.

»So, jetzt aber du, Chef!«, rief Ines atemlos und überließ Adonis mitleidslos seiner anhaltenden Erektion.

»Auf keinen Fall«, winkte Rafael übertrieben lässig ab, tätschelte Ines wie um Vergebung heischend die heiße Wange, und hastete aus dem Wohlfühlzimmer zurück in sein Büro.

»Verzeih Sissi«, sagte Ines und streichelte der zurückgewiesenen Puppe kurz über das rötliche Haar: »Mir geht es genauso!«

»Heute darf ich euch Sissi und Adonis vorstellen, die ich zu uns geholt habe, damit sie sich um eure intimen Bedürfnisse kümmern«, begann der Professor am nächsten Morgen seine Ansprache vor den erstaunten Kranken. »Ich bitte euch herzlich, die Puppen mit Vorsicht und Respekt zu behandeln und sie nicht zu beschädigen. Ich bin überzeugt, dass die beiden«, er zeigte auf das Maschinenpaar, das Arm in Arm hinten an der Wand auf zwei Stühlen saß und lächelte, »in gutem Sinne zu eurer Genesung beitragen werden.«

Im Raum blieb es still. Zögerlich erhoben sich einzelne Arme und einige, von der Neuen Krankheit ausgezehrten und nach Nähe lechzenden Patienten wollten wissen, auf welche Weise sie Zugang zu den Puppen bekommen würden. Verwaltungsdirektor Sentis, der sich lange nicht losreißen konnte von Adonis' naturgetreuen Silikonlippen (sie waren ihm voller und weicher erschienen als alle, die er jemals bei einem lebenden Mann geküsst hatte), erklärte mit ernstem Eifer die Zugangsregeln.

Ab diesem Tag wuchs die Warteliste auf einen Therapieplatz in Rafaels Klinik ins Unermessliche. Die neue Heilmethode hatte sich schnell herumgesprochen und wurde erwartungsgemäß sehr kontrovers in der Welt der medizinischen Wissenschaft diskutiert.

Professor Dr. Lenz eilte von einer Einladung zur nächsten, hastete zwischen vollbesetzten Vorlesungssälen und überfüllten Festhallen hin und her, um allerorten die Gesunden und die Kranken zu einem heilsamen Umdenken aufzurufen, und dazwischen unermüdlich Tag für Tag: »*Hans, was brauchst du von uns?*« und »*Helene, was hat dich krank gemacht?*« und »*Ludwig, was für ein Mensch möchtest du sein?*«

Die *Verantwortlichen* der Stadt und des ganzen Landes kratzten sich derweil immer noch ratlos am Kopf. Sie versuchten dies und das, um ihre Bürger zu beruhigen, und wurden dabei immer fahriger in ihren Entscheidungen und Anweisungen, während die Anzahl der Kranken ohne Unterbrechung weiter anstieg; den Kliniken gingen die Betten aus und den Unternehmern die Angestellten, und die Krankenkassen waren gezwungen, ihre Beiträge zu erhöhen.

Während auf den Titelseiten der Tageszeitungen die tägliche Anzahl der Neuinfizierten und Toten prangte, wurde auf den Straßen und in den Abendnachrichten über nichts anderes mehr gesprochen, sodass die Stimmung derer, die sich noch für gesund hielten, zwischen Angst und Wut hin und herpendelte; die verunsicherten Menschen wollten endlich einen Schuldigen für die rätselhafte Krankheit präsentiert bekommen, und in ihrer Angst um ihre Familien und sich selbst klagten sie gegen alles: gegen die Regierung, die sie im Stich ließ, gegen die großen Konzerne, die keine Rücksicht auf die Gesundheit ihrer Mitarbeiter nahmen, gegen den Großbauern Fuchser, der Schweine und Geflügel in riesigen Stellen hielt, gegen ihre eigenen Brüder und Schwestern und schließlich sogar gegen Gott im Himmel.

Riesige Geldbeträge flossen von den Ministerien in die Arzneimittelforschung, während die Regierenden auf das einzig verfügbare Medikament – die Psychotherapie – schauten, von der erwartet wurde, dass sie nicht nur die Brutstätten der neuen Schädlinge ausfindig machte, nicht nur die bereits Erkrankten heilte, sondern auch den Gesunden das seelische Werkzeug zur Hand gaben, um sich gegen Ansteckungen zu stählen.

Professor Dr. Lenz war sich seiner immensen Verantwortung bewusst, er gab, was ihm möglich war zu geben, gab sich hin, den Kranken in der Klinik und den Verzweifelten auf den Straßen: »Herr Professor, mein Mann verändert sich in letzter Zeit; er spricht kaum mehr mit mir und den Kindern, er springt nachts aus dem Bett und reißt alle Fenster auf, er lässt unseren Kater nicht mehr raus, er schenkt sich ein Bier ein und setzt sich vor das Licht seines Computers und starrt hinein: Wird er jetzt auch krank werden oder ist er es schon? Bitte, helfen Sie uns …«

Er versuchte es ja. Gestern war er auf einen kurzen Besuch bei Prof. Helfrich im Allgemeinkrankenhaus gewesen: Sein Ziehvater lag hingestreckt mit dem Gesicht zur Decke, unfähig, die Gliedmaßen seiner linken Körperhälfte zu bewegen, denn er hatte einen schweren Schlaganfall erlitten – trotz oder gerade wegen seines fortgeschrittenen Alters eine Tragödie für die ganze Familie.

»Dr. Lenz«, hatte er verwaschen und unter großer Anstrengung gemurmelt. »Ich weiß, welch schweres Kreuz Sie tragen und wenn Sie nicht achtgeben, wird es Sie zu Boden drücken. Wir Therapeuten besitzen nicht viel Macht – auch die Berufensten unter uns nicht, und es wäre anmaßend, gegen den Weltenlauf antherapieren zu wollen. Schenken Sie den Kranken Hoffnung und eine realistische Perspektive, schenken Sie ihnen Ihr echtes Mitgefühl, aber geben Sie ihnen niemals sich selbst.«

Seinen kränksten Patienten spendete Rafael jetzt auch mitten in der Nacht Trost und Beistand: es mache ihnen Angst, sagten sie, dass wenn sie sich änderten, sie nicht mehr so erfolgreich im Leben seien und sie wollten lieber so bleiben wie sie sind. Dann antwortete Rafael ihnen, manchmal mit seiner Hand auf ihrer Stirn, dass gesund zu werden immer auch bedeutet, Wagnisse und Risiken einzugehen.

Wie in so vielen Nächten saß der Professor auch in der heutigen an seinem Schreibtisch, den Kopf auf die Arme gestützt, und grübelte über sein Experiment mit Sissi und Adonis nach: Würden die Kranken schneller gesund werden, wenn die menschlichsten aller Bedürfnisse auch während ihres Klinikaufenthaltes befriedigt wurden, ohne dass Regeln dafür gebrochen werden mussten?

In den ersten Wochen hatten sich alle korrekt an die Zugangszeiten gehalten und darauf geachtet, dass Frauen und Männer gleichermaßen zum Zuge kamen; doch bald hatten sich lange Warteschlangen vor dem Wohlfühlraum gebildet und einzelne Kranke verzichteten sogar auf ihr Abendessen, um die Ersten zu sein.

Ines hatte schon in der zweiten Woche sorgenvoll berichtet, dass die schwer erkrankte Gemeindereferentin Regina Zünglein, die früher einmal ein Mann war, völlig aufgelöst aus dem Wohlfühlzimmer direkt auf Sepp Fleischhauer zugerannt war, ihn lauthals anschrie, er solle sich was schämen, und ihm dann vor die Füße spuckte; Regina war nicht davon abzubringen, dass es nur der rotgesichtige Metzgermeister gewesen sein konnte, der die Handschellen und den Knebel neben Sissi hatte liegenlassen.

Natürlich war es zu erwarten gewesen: Der Erste, der diesen unguten Zwischenfall sofort für sich genutzt und innerhalb des Kollegiums hetzerisch auf seine Bedenken hingewiesen hatte, war Oberarzt Zwetkov: Sissi, ereiferte er sich erbost, degradiere die echten Frauen zu Sexobjekten, und Adonis verwandle die Männer in Sexsüchtige.

Wer ist denn so naiv zu glauben, fragte er höhnisch, dass Sexroboter dazu gebaut werden, um Seelen für den Himmel zu gewinnen? War doch klar, dass die Sexmaschinen unsere Patienten spalten würden: Wegen Sex wird getötet, gelogen, betrogen und werden Familien zerstört – Wie könnte er denn um Gottes Willen zur Heilung unserer Kranken beitragen?
Rafael trat ans Fenster und öffnete es weit. Er bekam in letzter Zeit so schlecht Luft – keine echte Atemnot – aber ein enges, unangenehmes Gefühl in der Brust.

»Ich lasse die Dinge zu nahe an mich heran«, dachte er in Erinnerung an Helfrichs warnende Worte; und wie er so in den schwarzen Himmel hinaufschaute – es muss kurz vor Mitternacht gewesen sein – nahm er unterhalb der geschlossenen Wolkendecke einen hellen Schimmer wahr.

Weit lehnte Rafael sich aus dem Fenster und da: Direkt über der Klinik leuchtete ein einziger heller Stern auf!

Rafael rieb sich die Augen, vielleicht träumte er nur … und schaute noch einmal genau hin: Nun war der Stern zwar wieder verschwunden, aber er hatte ihn ganz deutlich gesehen. Ich halluziniere ja schließlich nicht, dachte er, und er wollte auch nicht mehr glauben, dass die Erscheinung allein seiner Übermüdung geschuldet war: Dieser Stern, war sich Rafael nun gewiss, war ein weiteres Zeichen an ihn, und *dies* nun wiederum konnte Professor Helfrich nicht wissen: es gab nicht nur Berufene, sondern auch vom Schicksal oder sonstigen unbekannten Mächten *Auserwählte.*

Am nächsten Tag rief der Professor den Verkäufer von Sissi und Adonis zu sich ins Büro:

»Wie soll ich es am besten sagen«, begann Rafael das Gespräch. »Mit den Puppen kam es in letzter Zeit zu einigen Problemen; die Patienten beschwerten sich, dass sich sowohl Sissi als auch Adonis auffallend häufig selbst abschalteten und erschlafften. Ich will gar nicht fragen, warum – Wir Menschen sind Teil der Natur und wir werden nun einmal nicht allein von unserem Verstand geleitet, sondern auch von unseren Trieben … kurz gesagt: Ich frage Sie, ob es möglich wäre, den Puppen meine Drei Fragen einzuprogrammieren, damit sie sexuell aggressive Impulse ihrer Benutzer im Keime ersticken können und zu Vorbildern für Achtsamkeit und Rücksicht werden?«

Adonis und Sissi wurden sofort abgeholt, und es dauerte keine zwei Wochen, da hatte die Herstellerfirma den beiden Maschinenmenschen nicht nur Rafaels Drei Fragen, sondern ein Programm eingebaut, mit dem die intelligenten Roboter nun lernen konnten, die Patienten auf feinfühlige Weise davon zu überzeugen, dass allein der achtsame Umgang mit ihren Mitmenschen und der ganzen Natur, sie auf Dauer gesund erhalten könne.

Rafael Lenz war nun sehr stolz auf seine beiden umerzogenen Helfer; der Ansturm auf das Intime Wohlfühlzimmer hatte deutlich nachgelassen und die Patienten ließen einander nun höflich den Vortritt zu den Puppen. Kein einziger unschöner Zwischenfall ereignete sich, und die Kranken begegneten einander wieder mit Güte und Verständnis wie zuvor.

Das war ohne Zweifel eine Erfolgsmeldung wert, die Professor Lenz gerne dem Bundesgesundheitsministerium, den Verantwortlichen für Gesundheit und Pflege, den Gesundheitsämtern sowie den Weltkonzernen und Universitäten zukommen lassen wollte, um sie auf den therapeutischen Wert seiner Drei Fragen im Zusammenhang mit Maschinenwesen hinzuweisen, und zwar in Form eines Artikels in den Tageszeitungen.

Rafael fühlte sich in fiebriger Hochform, ungeachtet der Tatsache, dass er die letzten Nächte so gut wie nicht geschlafen hatte und als er wieder einmal – was immer seltener vorkam – mit Ines bei einem Gläschen Likör im Orchideenzimmer saß, las er ihr mit viel Betonung den Anfang seines halbfertigen Artikels vor:

Ich, Professor Dr. Rafael Lenz, bin zuversichtlich, dass der Einsatz von auf Mitmenschlichkeit programmierten intelligenten Sexrobotern Psychotherapeuten nachweislich dabei unterstützen kann, die Kranken langfristig zu immunisieren und – das wage ich zu sagen – auch zur Lösung akuter Probleme des Arbeitsmarktes und des Gesundheitssystems beitragen, sowie kriegerische

Auseinandersetzungen zwischen den Nationen verhindern kann …

»Wie gefällt dir das, Ines?«

Leichenblass wurde die arme Krankenschwester, und bang blickte sie von dem Text zu Rafael und wieder zurück, aber da stand es immer noch: Auf Güte gedrillte Sexpuppen als Retter der Welt…?

»Möchtest du das wirklich so schreiben? «, fragte sie vorsichtig, verstummte jedoch sofort, als sie wieder das irrlichternde Flackern in Rafaels Blick wahrnahm.

Dabei wusste sie noch gar nicht das Schlimmste. Als der Professor sich nämlich am vergangenen Samstag sehr spät abends auf schneematschigen Straßen auf den Heimweg gemacht hatte, zweimal dabei ins Schleudern geraten war und beinahe ein anderes Auto gerammt hätte, fand er bei der Ankunft wie so oft sein Haus dunkel und verwaist. In der Einfahrt lag Neuschnee, die Gehsteige vor den Nachbarhäusern waren säuberlich geräumt, bis auf den der Familie Prof. Dr. Lenz. Am Garagentor lehnte die Schneeschaufel, jemand hatte sie dort vergessen.

Rafael stieg aus und begann, im fahlen Licht der Straßenlaterne wie rasend zu schippen. Hinter den Fenstern der Nachbarn tauchten neugierige Köpfe auf, es war ihm egal, und ebenso gleichgültig waren ihm seine eiskalten Hände und Füße, er wollte einfach nichts mehr spüren, nicht seine Angst, nicht seine Verzweiflung und erst recht nicht den neuerlich drohenden Verlust. Mit durchnässten Schuhen betrat er sein Haus und knipste das Licht an. Es war die gute alte Standuhr, die ihn mit dunklem Rasseln und zehn langen Schlägen begrüßte, während im Webstuhl ein fertig gewobener Teppich auf seine Bestimmung wartete.

Hastig stieg er die Treppe hoch, riss Türen auf und schaute in die Zimmer seiner Söhne, schaute auf ungemachte, leere Betten, auf Wäsche, die nachlässig verstreut auf dem Boden herumlag. Wo war Lisbeth? Rafael warf sich auf das verwaiste Ehebett und drückte sein Gesicht in Lissis Kopfkissen: Tief atmete er den Lavendelduft ein, bis das Atmen in ein Schluchzen überging.

Nach einigen Minuten rappelte er sich schwerfällig auf, stolperte die Treppe hinunter in die Küche und sah den Brief sofort auf der Anrichte liegen: An Rafael.

Ihm wurde auf einmal derart übel, dass er fürchtete, sich übergeben zu müssen; etwas in ihm wusste, dass dies das Ende war. Die Uhr schlug elf. Rafael stopfte sich den Brief in die Hosentasche, löschte alle Lichter, schloss sorgfältig sein Haus hinter sich ab und stieg ins Auto. Hier konnte er nicht bleiben, er musste zurück in die Klinik, in sein *wahres Zuhause*, wie Lissi es ihm ja vorgeworfen hatte.

Die Fahrt durch die Nacht dauerte doppelt so lange wie sonst, denn Rafael fuhr im Schneckentempo – Würde er einer Polizeistreife begegnen, würde sie ihn anhalten.

Er hielt nicht vor dem goldenen Tor, sondern lenkte den Wagen daran vorbei bis hoch an den Waldparkplatz, wo er ausstieg, und im fahlen Schein des Wintermondes bis zu der kleinen morschen Bank wankte, auf der er schon so oft in den Nächten gesessen und darüber nachgedacht hatte, wie den kranken Menschen ohne ein wirksames Medikament und allein mit den Mitteln der Seelenkunde am besten zu helfen war.

Hier oben am Waldesrand fühlte er sich heimisch, in der Stille geborgen, und hier leuchtete er mit seiner Taschenlampe Lissis Brief aus:

Lieber Rafael!
Ich wollte es Dir persönlich sagen, aber Du bist ja immer so beschäftigt, und wir bekommen Dich kaum noch zu Gesicht. Ich habe mich verliebt und möchte mit Detlev zusammenleben. Bitte glaube nicht, dass alles alleine Deine Schuld ist. Als wir geheiratet haben, dachte ich, es wäre nur richtig und gut, wenn ich ganz für unsere junge Familie zur Verfügung stünde und habe diese Aufgabe auch mit Freude übernommen. Aber während Du Dich völlig in den Dienst Deiner Patienten und der Klinik gestellt hast, und unsere Jungs heranwuchsen zu eigenständigen Menschen, da habe ich plötzlich gemerkt, dass ich mich selbst fast verloren hatte. Mit ich selbst meine ich die Lisbeth von früher, die Du vielleicht einmal geliebt hast, und die sich irgendwann gefühlt hat wie eine seelenlose Maschine, die ihr Tagwerk ohne jegliche innere Beteiligung verrichtete. Ich hätte alle Freiheit gehabt, etwas Sinnvolles mit meinem Leben und meiner Zeit anzufangen, stattdessen habe ich mich selbst bemitleidet und darauf gewartet, dass Du mich glücklich machst. Das ist mein Teil der Verantwortung an unserer gescheiterten Ehe, den ich zu tragen habe. Ich werde zu Detlev nach S. ziehen, weil ich mit ihm leben möchte. Ein neuer Anfang, ein neuer Weg, es bricht mir das Herz, dass ich ihn ohne Euch gehen muss, aber es geht nicht anders. Bitte verzeih' mir.
Simon möchte weiterhin hier im Haus leben, bis er mit der Schule fertig ist, wir haben das gemeinsam besprochen und ich hoffe, dass Dir das recht ist. Jakob wird auf eigenen Wunsch ganz bei Heinrich und Lydia wohnen, die beiden sind bereit, ihn bei sich aufzunehmen.
Finanziell musst Du Dich lediglich um unsere Söhne kümmern, ich verzichte auf Trennungsunterhalt bis zur

Scheidung, und nehme nur mein Auto und den Webstuhl mit. Den Teppich schenke ich Dir, ich hoffe, er hinterlässt ein paar gute Erinnerungen an mich.
Du hast genügend Geld, um für Dich und Simon eine Haushaltshilfe anzustellen, sie kann unten in der Einliegerwohnung leben. Es tut mir leid, dass alles so gekommen ist, und ich mache mir große Sorgen um Dich, denn ich habe den Eindruck, dass auch Du dabei bist, Dich selbst zu verlieren für andere. Es wird so unbemerkt zu spät.

Gruß,
Lisbeth

Detlev also. Rafael ließ den Brief auf seinen Schoß sinken und knipste die Taschenlampe aus. Der Neuschnee reflektierte ein wenig Licht und er konnte unten im Tal die Türme seiner Klinik als dunkle Schatten erkennen. Einem Psychotherapeuten werden immer wieder solch schlimme Briefe von seinen Patienten vorgelesen. Abschiedsgrüße, gespickt mit bitteren Vorwürfen oder zerstörerischen Geständnissen und bei jedem hatte sich Rafael eingebildet, er könne die ganze Wucht ihrer Bedeutung verstehen und nachempfinden, und ebenso gehofft, dass dies nahe Mitfühlen ihn auf Dauer widerstandsfähiger machte gegenüber eigenem Leid.

Aber das stimmte gar nicht: Am ganzen Körper fing er an zu schlottern, nicht wegen der klirrenden Kälte, die er gar nicht fühlte, sondern aus schierer Angst, und bald schüttelte ihn heftiges Weinen, das von tierisch anmutenden Aufschreien begleitet wurde ... Dann wieder meinte er, ersticken zu müssen, trat mit den Beinen, hämmerte mit den Fäusten auf seine Brust, spürte keinen Schmerz, spürte nichts als dieses namenlose Entsetzen, bis – bis er hinter seinen Tränen sicher war, eine seltsame Gestalt zu erkennen, die sich ihm langsam näherte.

Ist das ein Mönch? hielt Rafael erschrocken inne, ein Mönch in einer knöchellangen Kutte und einem weißen Seil um die Hüfte? Über die Stirn hatte sich das Wesen eine weite Kapuze gezogen, so dass kein Gesicht sichtbar war, und ein paar Meter vor Rafael blieb die Erscheinung stehen und sprach: *»Rafael weine nicht: Du bist auserkoren! Die Menschen brauchen dich. Werde deiner Aufgabe gerecht!«*

Aber bevor Rafael das alles begreifen konnte, fand er sich ein gutes Stück von seiner Bank entfernt auf der schneebedeckten Erde liegen: Wie war er dahin gekommen? Was war mit ihm geschehen? In dieser Gegend gab es weit und breit kein Kloster und also auch keine Mönche, die nachts durch die Gegend spazierten, … aber hier hatte einer vor ihm gestanden und zu ihm gesprochen!

Wie Rafael in jener Nacht zurück zu seinem Auto und in die Klinik gelangt war, blieb hinter einem kranken Nebel verborgen, doch am nächsten Morgen war er in seinem Bett aufgewacht und hegte von da ab keinerlei Zweifel mehr: Vom Schicksal oder einer höheren Macht auserwählt und durch jenes gesichtslose Nachtwesen angesprochen, war er nicht mehr allein. *Etwas* war an seine Seite getreten und würde ihm die Kraft zurückgeben, die er gestern in seinem verwaisten Zuhause für immer verloren glaubte.

Heinrich Lenz rief seinen Sohn an und bat um ein Treffen im Elternhaus. Vielleicht, hoffte Rafael, würden sie einander diesmal auf Augenhöhe begegnen, und zwar genau an jenem Tisch, unter dem er als Heranwachsender verunsichert mit den Füßen gescharrt hatte. Aufrecht und selbstbewusst wollte er diesmal eintreten in die Räume seiner Kindheit, in denen seine Mutter unglücklich gewesen war und ihm das Gefühl hinterlassen hatte, dass er es nicht wert war, für ihn am Leben bleiben zu wollen.

Schon für den übernächsten Abend sagte Rafael zu. Auf einen kleinen Imbiss.

Pünktlich stand er vor der schweren Eichentüre seines Elternhauses und überlegte kurz, ob er sich mit dem schwarzen Messingklopfer oder der Klingel ankündigen sollte. Der liebe Klopfer! Ein alter Freund ... Rafael strich lächelnd über die Delle im Holz.

Erst mit vierzehn Jahren bekam er vom Vater einen eigenen Hausschlüssel ausgehändigt, der ihm jedoch nach seiner Heirat mit Lisbeth wieder abgenommen wurde. Er entschied sich für die Klingel, deren vertrautes Geläut ihn jedes Mal ganz seltsam traurig stimmte.

»Komm herein, Rafael«, begrüßte ihn Lydia in einer wadenlangen, geblümten Kittelschürze.

Heinrich Lenz saß bereits an seinem Platz, an dem er immer saß, nämlich am Kopfende des Tisches, und Rafael setzte sich auf den Stuhl, auf dem er, seit er sitzen konnte, immer zu sitzen hatte: zur Linken des Vaters.

Zur Rechten des Hausherrn, auf dem Stuhl der toten Mutter, saß die Hausdame in ihrer ärmellosen Uniform und schenkte Kaffee ein. Es roch nach frischem Apfelkuchen.

»Sitz aufrecht! Halte den Kopf hoch!«, befahl sich Professor Dr. Lenz, doch dann musste er sich dringend schnäuzen, um vertraute Gerüche abzuwehren, die ihn so schwermütig machten, und er musste noch einmal aufstehen und den weinroten Vorhang in seinem Rücken zurückziehen für mehr Licht, und das Fenster kippen für mehr Luft, und erst dann sah er neben Lenz Senior eine

Kopie der Einleitung seines zukünftigen Artikels auf dem Tisch liegen. Woher hatte Vater das?

Und weil das düstere Schweigen des Hausherrn so gar nicht auf ein gutes Ende hindeuten wollte, begann Rafael unter dem Tisch unruhig mit den Füßen zu scharren, neugierig beäugt von Lydia, die auf einem großen Teller Wurst und Käse angerichtet hatte, garniert mit kleinen Essiggürkchen und Cherrytomaten.

»Nun, Rafael«, begann Heinrich Lenz, und führte ein belegtes Brot mit Camembert zum Mund. »Professor Dr. Lenzens Privatklinik als Freudenhaus für Frührentenanwärter?«

Dann tippte er mit seinem gekrümmten Zeigefinger auf die Kopie und rief: »Ist das ein Scherz oder bist du jetzt größenwahnsinnig geworden?«, woraufhin er mit gespielter Belustigung laut und hässlich auflachte und dabei mit der flachen Hand auf den Tisch schlug, sodass Tassen und Gläser klirrten, und ... Völlig unerwartet, völlig irritierend, setzte Rafael in dieses Gelächter mit ein, lachte rau und schrill wie ein Wahnsinniger mitten hinein in Heinrichs erschrockenes Gesicht, in dem er einst nach Zuneigung gesucht, und immer nur Befremden gefunden hatte. Professor Dr. Rafael Lenz lachte wie ein Besessener, vielleicht, weil er zu alt zum Weinen war, vielleicht weil der Vatervertriebene und Mutterseelenalleingelassene noch immer hin- und hergerissen wurde zwischen kindlichem Heimweh und der Notwendigkeit zu fliehen.

Heinrich starrte stumm auf seinen Teller, etwas am irren Gelächter seines Sohnes verriet ihm, dass er diesmal zu weit gegangen war. Auch Lydia saß wie eingefroren auf dem Stuhl ihrer Vorgängerin und blieb wie sie totenstill.

Nachdem Rafael sich wieder beruhigt und noch einmal sorgfältig geschnäuzt hatte, sagte er ... sagte mit bestimmter oder kaum hörbarer Stimme? – sagte: »Lisbeth will sich von mir scheiden lassen …«

Heinrich Lenz, dem Lydia nun eine zweite Scheibe Brot mit Käse belegte, hatte sich inzwischen die Häme vom Mund gewischt und erwiderte, indem er mit seinem krummen Finger auf die Einleitung des Artikels über Sissi und Adonis pochte: »Rafael, das kannst du nicht veröffentlichen; man wird dich für übergeschnappt halten …«

»Sie hat sich mit dem Leiter eines Orchesters eingelassen, sie spielt wieder Gitarre«, unterbrach Rafael ihn barsch, schämte sich jedoch sofort für diesen lächerlichen Verrat an der Mutter seiner Kinder.

Im Raum war nur noch Heinrichs schmatzendes Kauen zu hören, während vom Vogelhäuschen auf der Terrasse draußen das futterneidische Geschrei zweier Amseln durch das gekippte Fenster drang.

»Es ist meine Schuld. Ich habe Lisbeth und die Kinder zu Wartenden gemacht, so lange, bis ich als Vater und Ehemann für sie überflüssig wurde«, versuchte Rafael es mit einer reiferen Erklärung, die Heinrich Lenz aber gar nicht hören wollte.

»Jakob wird zu uns ziehen, er verbringt ja sowieso schon die meiste Zeit bei mir und Lydia«, unterbrach der Unternehmer die weinerliche Selbstanklage seines Sohnes, denn er sah keinerlei Sinn darin, über Schuld und Unschuld nachzudenken; die Dinge müssen genommen werden, wie sie sind, es geht darum, sich den harten Stürmen des Lebens zu stellen und dabei auf den Beinen zu bleiben.

Rafael wurde kurz schwindelig, wahrscheinlich wegen seines chronischen Schlafmangels, oder weil ihm mal wieder die Luft wegblieb.

»Wohin das mit Simon führen soll, weiß ich nicht«, fuhr der immer aufrechte Großvater fort. »Dem Jungen fehlt einfach Feuer im Hintern, vielleicht geht er in die *soziale* Richtung, so wie du.«

So wie *ich*, dachte Rafael und zog höhnisch die Mundwinkel nach unten: Wer in die soziale Richtung ging, war Heinrichs Meinung nach den rauen Winden der Wirtschaft und des Handels, sprich, der Realität nicht gewachsen. In den Wettbewerb treten, Risiken eingehen, handeln, feilschen, übervorteilen, Feuer im Hintern haben, Geld verdienen und möglichst anhäufen – war hingegen Sache erfolgreicher, *echter* Männer.

Rafael stieß seinen Stuhl zurück und stapfte steifbeinig in Richtung seines ehemaligen Kinderzimmers. Er überlegte kurz, ob er anklopfen sollte, aber dann öffnete er die Türe und streckte den Kopf hinein. Am Schreibtisch saß sein Sohn Jakob hinter heruntergelassenen Jalousien vor einem überdimensionalen Computerbildschirm: ein dunkles, einsames Verlies. Verwundert schaute sein Ältester auf: »Hi, Pa, bist du schon lange hier?«

»Nein«, erwiderte Rafael, ging hin zu seinem fast erwachsenen Kind, um es zu umarmen, aber vier Arme wussten nicht recht wohin, und so sah es kurz aus, als rangelten Vater und Sohn miteinander.

»Du wohnst jetzt ganz bei Großvater?«

»Ja, ich wollte es dir noch sagen, aber du warst in letzter Zeit kaum mehr zu Hause. Großvater und ich sprechen fast jeden Abend über Firmenangelegenheiten, er hat gesagt, ich könne nach dem Studium bei ihm einsteigen als IT-Leiter!«

»Möchtest du das denn, Jakob?«

»Oh ja, Papa, das ist doch eine tolle Chance!«

Dann schwieg Jakob wieder und schaute verlegen in seinen Computer. Kinder – kleine wie große – reden nicht, wenn ihre Familie auseinanderbricht: Es fehlen ihnen zeitlebens die Worte für diesen Schmerz.

Rafael fuhr Jakob durchs Haar und rief mit gespielter Fröhlichkeit: »Die Arbeit wartet!«, und floh dann mit einem kurzen Abschiedsgruß hinüber zu Lydia und Heinrich wieder einmal aus dem Elternhaus, während durch die feinen Bruchlinien seines Herzens lähmende Scham und Traurigkeit in sein Gemüt sickerten.

Die Augen wollten ihm zufallen vor Müdigkeit, aber zum Glück waren die Straßen um diese Zeit wenig befahren. *»Fahr langsamer, Rafael, da vorne wird gleich ein Lastwagen den Abhang auf die Straße herunterstürzen!«*

Rafael schreckte auf und sah hinüber auf den Beifahrersitz – aber da saß niemand. Wer sprach da? Ein Mann, eine Frau? Er drosselte den Motor auf Schritttempo, und tatsächlich – nach einem halben Kilometer sah er den umgekippten Lastwagen halb auf der Straße, halb auf dem Seitenstreifen unterhalb einer steilen Böschung liegen – aus dem Nichts!

Ohne die warnende Stimme hätte er ihm womöglich nicht ausweichen können und wieder war sich Rafael gewiss, dass er ein Zeichen empfangen hatte und dass er geschützt wurde.

Als sein Auto vor dem goldenen Tor zum Stehen kam, ließ ihn seine Erinnerung im Stich.

Wie war er hierhergekommen? Wann war er in die Zufahrtsstraße eingebogen? Und der herabgestürzte Lastwagen? War er ausgestiegen und hatte Hilfe geleistet? Die Stimme, da war er sich sicher, kam keinesfalls aus seinem eigenen Kopf, es waren keine laut gewordenen Gedanken. Jemand hielt die Hand über ihn. Nachtschwester Martha hatte bereits auf Dr. Lenz gewartet; mit nach oben verdrehten Augen deutete sie auf zwei Frauen, die vor der Türe des Professors kauerten.

»Wir haben Angst«, sagten sie weinerlich, »weil Sie nicht für uns da waren vor dem Schlafengehen!« Und obgleich halb ohnmächtig vor Erschöpfung und eigenem Leid, beugte sich Rafael zu ihnen hinab und legte seine Hände auf die feuchte Stirn der beiden Kranken. »Alles wird gut«, murmelte er, »ich bin jetzt bei euch.«

Als Rafael endlich in seinem Bett lag, war wie üblich an Schlaf nicht zu denken: Es drehten und drehten sich in seinem Hirn die wirren Bilder von hilfesuchenden Kreaturen, von zu Tode ermatteten Kranken, die an den Wegrändern einer achtlosen Gesellschaft verhungerten und verdursteten. Dieser Schädling war des Teufels, dachte er; nach außen hin war sein tödliches Werk erst zu erkennen, wenn die Infizierten bereits zusammengebrochen und nicht mehr imstande waren, ihren Alltag zu bewältigen. Eine Welt voll Lahmer und Erschlaffter?

»Wollen die Zeichen mir bedeuten, dass ich mich opfern muss, um all die Unglücklichen zu retten?«, rief er laut in die Dunkelheit seines Zimmers hinein, und obwohl er angestrengt lauschte, erhielt der selbsternannte Auserwählte diesmal keine Antwort.

Jeder konnte sehen, wie Oberarzt Zwetkovs Skepsis von Tag zu Tag wuchs. »Dr. Lenz *redet* nicht mit unseren Patienten, er *spricht zu ihnen,* und sie hören ihm nicht nur zu, sondern sie lauschen ihm verklärt – ist Ihnen das noch nicht aufgefallen?«, fragte er streng den verdutzten Dr. Sentis.

Und weil der lieber nichts dazu sagen wollte, setzte Andrej noch eins obendrauf: »Man könne fast meinen, der Lenz predige … finden Sie nicht?«

Nachdenklich betrachtete Franz die Pracht seiner Orchideen: Drei von ihnen hatten neue Triebe gebildet, er musste sie unbedingt heute nochmal düngen.

»Unser Chef hört nicht auf, von einem Neuen Menschen zu reden – Sie wissen doch selbst, Dr. Sentis, dass jenseits unseres Tores das Gerücht von einer Aufwiegelung der Patienten die Runde macht!«, rief Andrej zornig durch den Raum.

Franz Sentis prüfte mit einer geübten Geste den Sitz seines Toupets, er durfte jetzt auf keinen Fall etwas Falsches sagen.

»Nun, lieber Herr Kollege«, wandte er sich mit einem eleganten Schwung um. »Man könnte vielleicht in Versuchung geraten zu glauben, unser Chef übernehme sich ein wenig. Aber was unseren Kranken hilft, ist doch gerade sein tiefer Glaube, sein ehrlicher und selbstaufopfernder Versuch, gemeinsam mit diesen Menschen neue Wege zu finden, auf denen sie ihre eigenen schöpferischen Kräfte wiederfinden und frei entscheiden können, was für ein Mensch sie sein möchten.«

Dr. Zwetkov blieben die Worte weg: Jetzt fängt der auch noch so an, dachte er, und verließ kopfschüttelnd das Büro des Verwaltungsdirektors.

12

Aber zweifellos war es vor allem die Hoffnung, welche die Kranken aufrechterhielt.

Nicht nur während der Gruppengespräche stellten sie einander die drei Fragen, sondern wann immer sie im Park oder während der Essenszeiten miteinander ins Gespräch kamen, sodass sie sich des Kerns ihres Leidens nicht nur bewusstwurden, sondern ernsthaft über Möglichkeiten nachdachten, wie der innere Feind für immer schachmatt zu setzen sei.

Von seinem Fenster aus konnte Rafael beobachten, wie die Genesenden unter seiner Behandlung wieder ein wenig zu fröhlichen Kinderlein wurden, wie sie im Park herumtollten in der heilsamen Gewissheit, dass der Professor alles zu ihrem Besten richten würde.

Es klopfte und herein trat Krankenschwester Ines: »Rafael, geht das nicht ein wenig zu weit?« Und dann erzählte sie, wie die Psychotherapeuten Jens und Günther, die nun wieder ein Herz und eine Seele waren, sich unter dem Applaus einiger Patienten die Schuhe von den Füßen geschleudert und ihre Beine bis zu den Knien in den Seerosenteich getaucht hatten, was von der fast genesenen Systemadministratorin Heike Renz unter fröhlichem Gejohle imitiert worden war.

»Aber das Schlimmste, Rafael: Die sonst so schüchterne Frau Dorfmaier hat sich daraufhin sämtliche Kleider vom Leibe gerissen und ist splitternackt ins Wasser gesprungen!«

Rafael schaute Ines voller Milde an und streichelte der aufgebrachten Frau keusch die Wange: »Sollen sie doch sein wie die Kinder, Ines, rein und unschuldig.«

Die Ahornbäume trugen wieder rote Blüten. Es war an einem Freitagabend; Rafael wollte nach Hause fahren und nachsehen, ob Lisbeth schon mit dem Verlassen der Familie – also mit ihrem Auszug aus dem gemeinsamen Haus –

fertig war. Und vor allem wollte er mit Simon darüber reden, wie es ohne Mutter und ohne Jakob nun weitergehen sollte.

Die Fahrt war anstrengend. Es nieselte und Nebelschwaden behinderten die Sicht. Rafael lauschte aufmerksam, ob vielleicht eine Stimme zu hören war. Aber nein.

Zuhause angekommen, stolperte er im Flur über einen Karton, und als er hineinspähte, sah er die Alben mit den Hochzeitsfotos, sah die bunten Alben mit den Kinderfotos, sorgfältig von Lissi gestaltet in glücklicheren Tagen. Er ging weiter durch die stummen Räume und suchte mit hochgezogenen Schultern nach Überbleibseln einer Heimat: ein vertrauter Geruch, eine alte, unachtsam liegen gelassene Wolldecke, die von Lisbeth gehäkelte Pudelmütze für den Bären oben auf dem Küchenregal, der gute alte Bär, der darauf wartete, dass Lisbeth den Herd anmachte und die Suppe aufstellte. Auch der Webstuhl und die Körbe mit der Wolle waren bereits verschwunden. Über die Lehne des ledernen Sofas hatte Lisbeth den in Gold und Silber schimmernden Teppich gebreitet.

Wenn eine Frau fortgeht und ihre Familie verlässt, lebt sie danach als Geist in allem fort: in den Herzen der Verlassenen, in den Bildern an der Wand, in jeder einzelnen Stufe bis hinauf zu den Schlafzimmern, in den Sesseln mit den mutterhändig bestickten Kissen, in den Pflanzen auf den Fensterbänken – ja, selbst draußen im Birnbaum und in den Gartensträuchern.

Rafael schleppte sich hoch in den oberen Stock und zählte jede einzelne Stufe: »Ene mene muh – und raus bist du!«

Er war sicher nie ein Vorbild für seine Söhne gewesen. Er ähnelte immer mehr den eigenen Patienten, seine Widerstandskräfte hechelten ihm hinterher, vielleicht würde er nun auch krank werden.

Am liebsten würde er nur noch schlafen, sein Gehirn ausschalten, die Verzweiflung in sich ausknipsen, und als er das Eheschlafzimmer betrat, starrten ihm die offengelassenen und säuberlich ausgeräumten Nachttischschubladen auf Lissis Bettseite entgegen; im Badezimmer fehlte ihre Lavendelcreme, stand sein Zahnputzbecher so trostlos allein auf der Ablage über dem Waschtisch – Rafael musste sich am Türrahmen festhalten, so schwindelig, so schwach war ihm. Und wie er so mit hängenden Schultern vor dem Ehebett stand, das keines mehr war …

»*FÜRCHTE DICH NICHT!*« Rafael zuckte zusammen und sah sich um: Es waren auch diesmal nicht, unter *keinen* Umständen, seine eigenen laut gewordenen Gedanken.

Wie ein Kreisel drehte er sich um seine eigene Achse, suchte den Raum ab mit angstgeweiteten Augen … hastete den Flur entlang zu Simons Zimmer, riss die Türe auf und stürzte hinein. Sein Sohn saß im Schneidersitz mit zwei gigantischen Kopfhörern auf dem ungemachten Bett: »Hast du eben etwas gesagt, Simon?«

Simon nahm die Kopfhörer ab: »Hallo Papa, ich habe gar nicht mitbekommen, dass du im Haus bist …« Rafael ging hin und nahm sein verlassenes Kind in die Arme: »Wo ist Mama?« Und dann fing er ganz furchtbar zu schluchzen an.

Simon hielt seinen Vater still und geduldig an sich gedrückt, der sensible Junge verstand, dass hier an seiner Brust einer weinte, der es zum zweiten Mal nicht wert gewesen war, dass man für ihn bleiben wollte.

Nach einer langen Weile sagte Simon: »Mama bringt gerade noch letzte Sachen zu Detlef, in zwei Stunden wollte sie wieder zurück sein. Sie übernachtet seit einigen

Tagen nur noch im Gästezimmer. Ich soll dir sagen, du sollst bitte nach einer Haushälterin suchen.«

Der Name *Detlef,* so selbstverständlich von Simon ausgesprochen, riss Rafael im Nu aus seiner Weinerlichkeit: »Aber Mama kann dich doch nicht einfach alleine lassen!«

»Ich bin doch kein Baby mehr! Mama will jetzt bei Detlef leben, das weißt du doch!«

Ja, das wusste er. Er atmete tief durch, wurde wieder erwachsen, wurde wieder Professor Dr. Lenz, und so gut es in seinem Zustand möglich war, Simons Vater.

»Wir schaffen das. Ich werde jemanden einstellen, der für dich kocht und das Haus in Ordnung hält ... und ich werde so oft wie möglich abends nach Hause kommen.«

»Alles klar«, lächelte Simon höflich, er wollte jetzt weiter Musik hören, wollte in Ruhe gelassen werden zusammen mit seinem eigenen Schmerz. Rafael strich seinem Sohn über den Kopf und ging wieder hinüber ins elterliche Schlafzimmer. Er wollte einen Augenblick ausruhen, bevor er sich wieder auf den nächtlichen Weg in die Klinik machen würde, und bevor Lisbeth von Detlef zurückkam. Steif streckte er sich auf seiner Seite des Bettes aus und schloss die Augen.

»Bitte Leon darum, bei euch zu wohnen! Du brauchst einen Freund.« Dr. Lenz rieb sich abwehrend die Augen, steckte einen Finger ins Ohr, klopfte sich auf die Schenkel, klatschte in die Hände und rief: »Wer bist du? Lass mich in Ruhe!«

Aber vergeblich: Dem völlig übermüdeten Mann fehlte es bereits an der nötigen Kraft, um sich gegen seine Schimären zu wehren, und es waren ja doch gute Mächte, die ihn auf seinem Leidensweg begleiteten, ... nicht wahr?

Rafael stand seufzend vom Bett auf, strich die Tagesdecke zurecht und ging wieder hinüber zu Simon, um ihm folgenden Vorschlag zu unterbreiten: »Ich könnte Leon fragen, ob er bei uns einziehen möchte, was meinst du? Leon ist vielleicht ein bisschen besonders, aber er ist ein guter Kerl, und ich weiß, dass er dich gernhat. Ist doch besser als eine fremde Frau im Haus, oder nicht?«

Simon fand die Idee ganz gut. Er hatte in der Zwischenzeit seinen Computer hochgefahren und ein Spiel begonnen; dass der etwas sonderbare Freund seines Vaters diese Leidenschaft mit ihm teilte und sich sehr gut darin auskannte, machte die Sache einfacher.

»Ich muss zurück in die Klinik … Mama kommt ja gleich wieder«, sagte Rafael, und schämte sich, dass Vater und Mutter es nicht fertigbrachten, einander als Eltern ihrer gemeinsamen Kinder freundschaftlich zu begegnen, sondern stattdessen nach einem triftigen Grund suchten, weshalb sie nicht mehr miteinander leben wollten … nach einer Erklärung, die ihnen selbst, ihren Kindern und allen anderen einleuchtete.

Abwesend winkte Simon seinem Vater zu, er war bereits wieder abgetaucht in eine künstliche Welt, ein Universum fernab von Verstehen, von Trauer und Verlust.

Die anschließende Fahrt zurück in die Klinik könnte Rafael auch geträumt haben.

Sein Hirn glühte, seine Stirn fühlte sich fiebrig feucht an und er konnte sich der quälenden Endlosschleifen seiner Gedanken nicht erwehren: Es konnten Bilder aus seiner Kindheit sein oder aus der Klinik, es konnte eine Melodie sein, die immer wieder von vorne begann, doch auf dieser Fahrt waren es lediglich drei aufdringlich kreisende Worte: *Das rechte Maß … das rechte Maß … das rechte Maß …*

Es war zermürbend und Rafael entschied, zu seiner eigenen Sicherheit auf einem menschenleeren Parkplatz anzuhalten, um dort seine Nerven zu beruhigen. Doch nach einer kurzen Pause zog ihn *etwas* aus dem Auto, lockte ihn ein paar Meter vom Parkplatz fort hinter ein Gebüsch, wo er eine wimmernde Mädchengestalt auf dem kalten Boden kauern sah. Rafael fragte die Weinende, was denn passiert sei, und sie flüsterte, böse Menschen hätten sie verfolgt und geschlagen.

Da hatte Rafael sie auf seinen Armen ins Auto getragen und sie auf einem langen Umweg in ihr sicheres Zuhause zurückgebracht.

Kurz vor Mitternacht erreichte er schließlich die Klinik, und obgleich er das Geschehene niemandem genau hätte schildern können, war er sich doch vollkommen gewiss, dass es sich so und nicht anders zugetragen hatte.

Etwas hatte ihn genau dorthin gezogen, wo seine Hilfe am dringendsten gebraucht wurde. Nachdem er einem vor seiner Türe wartenden Kranken seinen Nachtsegen gespendet, sich ausgezogen und nachlässig gewaschen hatte, wählte er trotz der späten Stunde Leons Nummer: »Ich muss dich etwas fragen …«

»Rede!«, antwortete Leon verschlafen.

Dann brach alles aus Rafael heraus, das leere Haus, der Brief, der Name Detlef, Jakobs Auszug, Lissis Auszug, und nachdem er sich auf diese Weise etwas erleichtert hatte, sagte er: »Leon, ich brauche dich!«

Vielleicht waren es genau diese vier Worte gewesen, auf die Leon schon so viele Jahre gewartet hatte, jedenfalls stellte er keine einzige Gegenfrage: »Beruhige dich, Rafael, ich mache das für euch!«

Ohne dass ihm sein Freund hätte sagen müssen, was er von ihm brauchte, wusste er es auch so.

Erst am nächsten Morgen fragte sich Leon, wie sein Leben dort bei Rafael und Simon wohl aussehen würde. Hätte sein Freund Zeit für ihn, wären sie ein enges Team, das sich miteinander besprach, miteinander Geburtstage und Weihnachten feierte, an Wochenenden etwas zusammen unternahm? Würden die vornehmen Nachbarn ihn, den neuen Mitbewohner der Villa Lenz, als des Professors Hausangestellter, als seinen Freund, als Simons Kindermädchen betrachten? Könnte es wieder werden wie früher, zwischen ihm und Rafael?

Professor Lenz war früh aufgestanden. Er musste endlich seinen Artikel fertigstellen. Den über Sissi und Adonis, den vielversprechenden Einsatz von auf Friedfertigkeit und Toleranz programmierten Robotern im Kampf gegen die Neue Krankheit, über die Chance, ohne die Hilfe von Medikamenten einen neuen und gesunden Menschen mit der Fähigkeit zu einem selbstbestimmten Leben zu erschaffen.

Rafael schreckte auf – sein Kopf war auf den Tisch gesunken: Sekundenschlaf? Er trat ans Fenster. Schon roch es draußen nach beginnendem Frühling: Ich hatte zu wenig Schlaf, vielleicht sollte ich kommende Nacht ein Schlafmittel einnehmen? Aber NEIN! Er wusste zu gut, wie man in den Teufelskreis von Überarbeitung, Erschöpfung und der Abhängigkeit von Opiaten geriet: Aufrichtige und erkrankte Manager posteten neuerdings derartige Leidensgeschichten, um die noch Gesunden zu warnen.

Durch die Straßen der Stadt schleppten sich seit einiger Zeit Protestzüge infizierter Kranker, feindselig beäugt von den Gesunden, die ihnen aus Angst vor Ansteckung weitläufig auswichen und ihnen sogar verbieten wollten, im selben Geschäft einzukaufen oder einen Fuß in ihre alte Firma zu setzen, und sei es nur, um ihre Krankmeldungen abzugeben.

Wohlhabende versuchten, die völlig überarbeiteten Psychotherapeuten in den nahegelegenen Kliniken zu bestechen, um einen Therapieplatz für sich und ihre Familienangehörigen zu ergattern.

Wer es bis vor das goldene Tor der renommierten Klinik Professor Dr. Lenz geschafft hatte, war gezwungen, sich an kampierenden Schwerkranken vorbeizuschlängeln. Von außen gesehen, wie sie so zusammengekauert im Schatten der riesigen Ahornbäume saßen, sahen die Bedauernswerten gar nicht so krank aus: weder bluteten sie aus offenen Wunden wie gefallene Krieger noch waren ihre Gesichter von schweren Hautausschlägen entstellt – aber ihre inneren Leidenskelche schienen bis auf den Grund geleert, alle Triebfedern zerbrochen, alle Muskeln schlaff, sie konnten nicht einmal mehr wollen.

Unten im Park sah Prof. Lenz Hans Fleischle am Seerosenteich meditieren: Wie der Mann sich unter meiner Obhut zum Guten gewandelt hat! dachte er zufrieden.

Hans, dessen Herz vor Monaten zerfressen war von Ehrgeiz und endloser Gier, sodass es immer wieder einige Schläge aussetzte, und der sich von seinem Hausarzt nur widerwillig in die Klinik hatte einweisen lassen, wieder und wieder erbost versicherte, er sei nicht krank, er sei nur bleiern müde – derselbe Hans würde morgen als neuer, selbstfürsorglicher Mensch durch das goldene Tor zurück in sein Leben entlassen werden.

Herr Fleischle hatte Rafael gestern vor dem Abendessen ganz ernsthaft gefragt, ob er Sissi freikaufen könne, sie habe ihm das rechte Lieben und das rechte Arbeiten beigebracht, und er wolle gerne mit ihr leben. Das war erstaunlich. Dr. Lenz würde die Anfrage in seinen Artikel mit einbinden – als Beleg sozusagen, dass die Maschinenmenschen ohne Zweifel als gleichwertige Helfer überforderter Psychotherapeuten betrachtet werden konnten.

Es war schon wieder Zeit für den ersten Stuhlkreis. Zeit, die Kranken zu fragen, was für Menschen sie sein wollten und welchen Preis sie dafür bereit wären, zu bezahlen.

Rafael fühlte sich so schwer und so müde, dass er fürchtete, seinen Schutzbefohlenen nicht ausreichend gerecht werden zu können, zumal ihm der gestrige Tag in seinem verlassenen Zuhause wie ein schwerer Traum in allen Gliedern steckte. »Beate, was hat dich krank gemacht?« Die Frage hallte in Rafaels eigenem Herzen wie ein endloses Echo weiter, was ihn völlig irritierte und möglicherweise zu einer inneren Verkrampfung führte, sodass der Professor die Kranken um Entschuldigung bitten musste, weil er die therapeutische Sitzung nicht zu Ende bringen konnte. Sie mussten es akzeptieren, obgleich sie – völlig zu Recht – ihre Enttäuschung nicht gänzlich verbergen konnten: Schließlich brauchten sie die Stärke ihres Therapeuten, um gesund zu werden, und schließlich hatten sie ja auch für ihre Heilung ein beträchtliches Sümmchen bezahlt.

Ines brachte Rafael, der sich wegen seines Unwohlseins in sein Büro zurückgezogen hatte, eine Tasse Lindenblütentee. Sollte sie es ihm, erschöpft wie er aussah, überhaupt erzählen? Es musste sein. Es ging um die Wahrung von Rafaels Autorität.

»Stell dir vor«, begann Ines vorsichtig, »Gerda Hanselmann verriet mir, dass sich Dr. Zwetkov vor einigen Patienten ungebührlich über dich geäußert hat: Er würde sich Sorgen über deine Gesundheit machen ...!«

Nicht schon wieder ein Konflikt, dachte Rafael müde, aber Ines hatte recht: Es stand seinem Oberarzt nicht zu, vor den Patienten über seinen Chef zu sprechen. Andrej, ins Büro des Professors gerufen, versuchte die Verantwortung auf Egon Jäckle (ein als dienstunfähig entlassener Kriminalhauptkommissar, der unter Schlafstörungen und gefährlichen Rachefantasien litt) abzuschieben.

»Jäckle sprach mich im Park mit den Worten an, er müsse Meldung machen, er wolle anzeigen, dass der Herr Professor sich zur Geisterstunde durch das goldene Tor aus dem Park schleiche ...« Weil Rafael schwieg, fuhr Zwetkov fort: »Ich wollte natürlich wissen, ob Jäckle schon bei den Mitpatienten darüber geredet hatte – und er hatte. Plötzlich wollte jedem und jeder etwas aufgefallen sein, zum Beispiel, dass der Herr Professor in jüngster Zeit so geistesabwesend war, etwas abweisend fast.

Dass es sogar ein paar Mal vorgekommen sei, dass verängstigte Patienten nachts an seine Türe geklopft hätten, aber ohne Antwort und ohne Segen zurück in ihre Betten mussten, da Dr. Lenz offensichtlich nicht in seinem Zimmer weilte.«

Rafael fasste sich an den Kopf – ihm wurde schwindelig, und unter seinem Schreibtisch begann er, nervös mit den Füßen zu scharren.

»... Und in diesem Zusammenhang«, fügte Andrej abbittend hinzu, »sagte ich dann, dass man dem Professor etwas Ruhe gönnen sollte, damit sich niemand Sorgen um seine Gesundheit machen müsse.«

»Schon gut«, winkte Rafael matt ab.

»Haben Sie schon den Artikel *Schuster bleib bei deinen Leisten!* von einem gewissen Gustav Hablein, Psychotherapeut aus Bremen, in der GAZ gelesen?«, fragte Zwetkov wie beiläufig.

»Nein, was schreibt er denn?«

Zwetkov schnalzte genüsslich mit der Zunge. »Er schreibt, Professor Dr. Lenz möge doch bitte im Namen der wissenschaftlichen Psychotherapie den mit der Neuen Krankheit infizierten Patienten keine Flöhe ins Ohr setzen, sondern sie mit nachweislich wirksamen Behandlungsmethoden therapieren, und seinen Job nicht von Maschinenmenschen erledigen lassen.

Er fordert Sie ebenfalls freundlichst auf, doch einen Blick in sein neu aufgelegtes und empirisch geprüftes Therapiemanual zu werfen, anstatt sich in Höhen zu versteigen, aus denen man empfindlich tief abstürzen könne.

Es gibt Leute da draußen, Herr Professor, die glauben, dass hinter dem goldenen Tor Seltsames vor sich geht, dass den Kranken mithilfe der intelligenten Puppen eine Zauberformel ins Gehirn programmiert würde, die sie zu anderen Menschen umwandelt.«

Rafael schwieg immer noch, und Andrej redete mit gespielter Empörung weiterhin auf seinen Chef ein: »... am unkollegialsten empfand ich den letzten Abschnitt von Hableins Artikel«, und schon zitierte der Oberarzt: »Was ist Professor Dr. Lenz denn nun in den Augen seiner Patienten? Ein Prophet, ein Philosoph, ein Schamane? Ich hoffe für alle mit der Neuen Krankheit Infizierten, dass sich hinter den wundertätigen Heilungen kein Scharlatan verbergen möge!«

Rafael war nun aufgestanden, es war einfach zu viel: Weit öffnete er das Fenster und atmete tief ein, denn er bekam so schwer Luft. »Lassen wir die Leute ruhig reden«, murmelte er schließlich wie zu sich selbst, »wer heilt, hat recht.«

Mit einem müden Lächeln wandte er sich seinem lauernden Oberarzt zu: »Unsere Kranken sind verzweifelt, lieber Kollege, sie haben Angst und suchen Schutz. Sie haben sich verirrt auf Pfaden, die durch scheinbar blühende Landschaften führen, aber es sind nichts als Trugbilder ihrer eigenen Wünsche, ihrer eigenen Unwägbarkeiten; das Geheimnis der Neuen Krankheit, Dr. Zwetkov, verbirgt sich in den Menschen selbst. Zuerst versklavt der Schädling sie, dann vernichtet er sie. Ich muss die Kranken auf einen neuen Weg führen, ich habe keine andere Möglichkeit, sie zu heilen.«

Nach diesen Worten wollte Rafael seine Hand auf Andrejs Kopf legen, mit der Absicht, ihn zu segnen, aber Zwetkov war schneller, duckte sich weg und verließ hastig das Büro seines Chefs, in dem er nun ohne Zweifel einen Mann vermutete, der den Bezug zur Wirklichkeit verloren hatte, und der sich nicht nur für den Retter der Kranken und Schwachen hielt, sondern der ganzen Welt, die er offensichtlich bereits für verloren hielt.

Aber was entgegenhalten, ohne den eigenen Posten aufs Spiel zu setzen?

Am besten war es, zunächst mit dem Wolf zu heulen. Er würde das neueste therapeutische Wissen einsetzen, um dem Professor zu zeigen, wie den Kranken mit Mitteln der Kunst (und nicht mit Magie) zu helfen war, und ließ rund um den Seerosenteich Staffeleien aufstellen, an denen er die Patienten in *Lösungsorientiertem Malen* anzuleiten gedachte, denn kluge Psychologen hatten herausgefunden, dass die Seele des Menschen einfacher durch Bilder sprechen könne und dass die Art, wie der Kranke seine Farben auf die Leinwand auftrug, durch geschulte therapeutische Deutung direkt in dessen Innerstes führte, wo sich der Patient dann selbst begegnete.

»Sehr schön, Herr Kollege«, freute sich Rafael, »es ist tröstlich zu sehen, wie unsere ermatteten Kranken sich farblich frei entfalten und in tastenden Pinselstrichen wieder zu ihrem wahren Selbst zurückfinden!«

Vor zwei Monaten hatte Leon mit seiner bescheidenen Habe die Einliegerwohnung der Villa Professor Dr. Lenz bezogen. Lissi und Jakob waren fort, und während Leon im Garten die Hecke schnitt, spürte er bereits die Hitze des nahenden Sommers. Gleich nach seinem Einzug hatte er von sich aus bei den Nachbarn geklingelt und sich als neuer Mitbewohner und Hauswart vorgestellt, einer, der sich in dieser vornehmen Gegend durchaus sehen lassen konnte: Sein Vorderzahn war gerichtet, Haare und Bart ordentlich geschnitten, und ganz ohne falschen Stolz trug er Rafaels abgelegte Kleider ab, die ihm mittlerweile nur noch eine Nuance zu eng und – nun gut – an Armen und Beinen etwas zu kurz waren.

Leon Schulze hatte nämlich exakt an dem Tag begonnen, für sich zu sorgen, an dem er für Rafael wieder wichtig geworden war. Ein festes Gehalt für seine Dienste hatte er ohne Getue abgelehnt: »Wenn ich hier essen und wohnen kann, komme ich gut über die Runden, ich verdiene ja selbst noch etwas dazu.«

Er legte großen Wert auf ein gesundes Mittagsessen, fragte Simon Englischvokabeln ab, spielte mit ihm Fußball und die neuesten Computerspiele, und sagte ihm vor dem Schlafengehen mit einem freundlichen Klaps gute Nacht.

Rafael derweilen sah er nur ganz selten, was seiner Zuneigung zu ihm jedoch keinen Abbruch tat: Eine gute Freundschaft verhungert nicht so schnell, sie lebt im Geiste und nährt sich dort aus einer unerschütterlichen Treue. Leon kannte ja auch die Wirkung einer gifthaltigen Beziehung: Noch während er mit Jutta, seiner ersten und einzigen Liebe zusammen war, hatte er mehr geahnt als verstanden, dass ihr unersättlicher Hunger nach seiner körperlichen Gegenwart nichts anderes als einen Mangel an seelischer Übereinstimmung mit ihm verriet. Damals fiel es ihm schwer, sich dies einzugestehen. Seine stille Sorge im Hause Lenz bezog sich auf Rafaels Gesundheit.

Hatte sein Freund womöglich das rechte Maß verloren, sowohl in der Arbeit als auch in seinen Zielen und seiner Selbsteinschätzung? Es ist nicht leicht, sich einzugestehen, dass die Aufgabe, die man sich selbst oder andere einem stellten, ganz allmählich mit dem Verlust des seelischen Gleichgewichts einhergeht. Leon kannte diese Gefahr von sich selbst. Ein paar Mal hatte er es vorsichtig angesprochen, hatte Rafael zu einem Urlaub überreden wollen, aber jedes Mal traf ihn jener merkwürdig irrlichternde Blick, und vor dem fürchtete sich Leon nun wirklich. Alles, was er für seinen Freund tun konnte, war, was von dessen Zuhause geblieben war, in Ordnung zu halten.

Über der Klinik erwachte ein neuer herrlicher Sommermorgen. Die Vögel in den alten Bäumen zwitscherten um die Wette und das summende OM der meditierenden Patienten drang herauf durch Rafaels weit geöffnetes Fenster. Mit erschrockenem Schwung schlug er seine Decke zurück, denn er war erst im frühen Morgengrauen für zwei Stunden eingeschlafen und hatte offenbar den Wecker überhört. Er steckte noch in seinen Tageskleidern, was war passiert? Langsam und bedrohlich kam die Erinnerung zurück: Ab Mitternacht hatte er, wie so manches Mal, oben am Waldrand auf seiner Bank unter der Eberesche gesessen; der Himmel war offen gewesen und der Vollmond hatte Wald und Tal beleuchtet. Lauschend, fast reglos hatte er auf ihn gewartet: auf den Mönch, auf dessen Beistand und Anweisungen.

Unten im Dorf hatte ein Hofhund angeschlagen und im Wald schrie eine Nachteule. Und gerade als Rafael das Warten schon aufgeben wollte, war das Phantom wie aus dem Nichts plötzlich vor ihm gestanden und fing mit kehliger Stimme zu sprechen an: »*Rafael, nimm es als Prüfung. Du bist auserwählt, die Kranken zu heilen! Um stark zu bleiben, musst du sieben Jahre enthaltsam leben.*« Dann war der Mönch – es war doch ein Mönch? – so lautlos verschwunden wie er gekommen war, gerade als habe der weiche Waldboden den seltsamen Boten verschluckt. Rafael war danach aufgewühlt bergab gerannt, gerannt, gerannt, durch das goldene Tor geduckt hinauf zum Eingangsportal, und hatte sich samt seinen Kleidern im Bett verkrochen, wo er, wie er sich nun genau erinnerte, reglos dalag mit der seltsamen Empfindung, als rinne vom Scheitel her ein *Geist* oder ein *Strom* durch seinen Körper hinab, was ihn nicht mit Angst, sondern mit unbeschreiblichem Wohlgefühl erfüllte.

Alles in ihm und um ihm herum war mit Frieden erfüllt, das war wunderbar gewesen und das gab ihm die nötige Kraft, sich für einen neuen Tag mit den Menschen, die auf ihn warteten, bereitzumachen.

Die Patienten baten darum, fast verlangten sie danach: Der Professor sollte sie in kleinen Gruppen aus dem goldenen Tor hinaus, durch den schönen Wiesengrund hindurch und hinauf in den Wald führen. Yokai, ein angesehener japanischer Wissenschaftler, der eigens herbeigereist war, um Rafaels Klinikkonzept kennenzulernen, hatte mit einem einzigen Vortrag (in gebrochenem Deutsch, aber umso mitreißender) die atemlos lauschenden Patienten davon überzeugt, dass der Wald einen riesigen Schatz an schlummernden Erkenntnissen berge und wie Balsam auf verwundete Seelen wirke. Jetzt wünschten die Kranken nichts anderes, als sich mittels der heilenden Kraft des Waldes neu definieren zu dürfen.

Rafael kam es sehr entgegen, dass die Gruppen beim Gehen nicht reden und am besten auch nicht denken sollten, sondern lediglich fühlen; dies kluge Gebot befreite ihn nicht nur von den drängenden Fragen seiner Jünger, sondern diente gleichzeitig ihrer Genesung. Die kleinen Gruppen benutzten beim Verlassen der Klinik den zwischen Holunderbüschen versteckten Hinterausgang, um nicht an den kampierenden Kranken vor dem goldenen Tor vorbeizumüssen, würde ihr Anblick sie womöglich auf den entmutigenden Gedanken bringen, dass für jeden geheilten neuen Menschen Hunderte alte nachwuchsen.

Während einer dieser erholsamen und reinigenden Wanderungen entlang dem *Baumwurzelpfad* geschah es, dass die schweigende Gruppe einem buckligen Mann begegnete, der eine schneeweiße Ziege an einem Strick spazieren führte: Rafael schloss aus ihrem seidigen und lockig herabhängenden Haar, dass es eine Angoraziege sein könnte.

Mit pantomimenhaften Gesten ließen einige Patientinnen ihren Professor wissen, dass sie dieses reizende Zicklein zu streicheln und zu liebkosen wünschten, was das sanfte Tier sich auch gefallen ließ.

Da der Bucklige die Gruppe für Taubstumme hielt, wollte er grußlos seines Weges gehen, aber da fragte ihn Dr. Lenz: »Ist dies Ihre einzige Ziege, guter Mann?«

»Nein«, antwortete dieser, »ich besitze noch drei weitere – eine schöner als die andere!«

Und weil Dr. Lenz dankbar und weit offen war für jede Maßnahme, die seine Kranken ihrer Genesung näherbrachte, fragte er den Ziegenführer, ob er nicht eine dieser wunderbaren Tiere erwerben könne? Er sehe ja ohne Zweifel, wie gut es den Kranken täte, wenn ihre Hände das seidige Fell berührten.

»Was fehlt diesen Menschen?«, wollte der Bucklige wissen.

»Die Neue Krankheit hat ihnen alle Kräfte geraubt; jetzt wollen sie sich in meiner Klinik erholen und danach ein gesünderes Leben beginnen«, antwortete Rafael freundlich.

»Haben Sie das Reden verlernt?«

»Nein, aber sie schweigen achtsam, um die Sprache der Natur besser zu verstehen.« Das gefiel dem Alten, das leuchtete ihm ein, kannte er das Lauschen doch von sich selbst: Dank dem aufgeregten Gezwitscher der Waldvögel konnte er ein nahendes Gewitter vorhersagen, am Geräusch, wie die Zweige unter seinen Schuhen brachen, las er ab, wie trocken oder feucht der Waldboden war und für seine Tiere reichten zwei Worte, um sie zu führen. Er versprach Rafael, ihm eine seiner Ziegen zu verkaufen.

»Ich besitze auch einen ruhigen und klugen Esel, vielleicht hätten Ihre Leute auch an ihm ihre Freude? Ein Esel kann dem Menschen viel Gutes tun!« Die Stummen nickten heftig, und Rafael war schnell überzeugt.

In Windeseile sprach sich herum, dass in der angesehenen Privatklinik Dr. Lenz nun auch mit tiergeleiteter Therapie experimentiert wurde, sodass es nicht lange dauerte, bis ein Reporter am goldenen Tor rüttelte und sehr gerne einen kleinen Bericht mit Foto von der medizinischen Neuerwerbung des Professors machen würde: vielleicht mit beiden Tieren neben dem bronzenen Drachen?

Am selben Tag bat Dr. Sentis seinen Chef für ein vertrauliches Gespräch zu sich.

Auf seinem Schreibtisch hatte der Verwaltungsdirektor Unterlagen ausgebreitet, die belegten, dass sich der Zufluss an Spendengeldern in den letzten beiden Jahren von einem reißenden Strom zu einem dünnen Rinnsal zurückentwickelt hatte. »Vor allem in der Wirtschaft, Herr Professor, wo das Geld ansässig ist, hat sich Unruhe ausgebreitet. Unternehmer und Manager befürchten, dass man sie als Treiber der Neuen Krankheit verunglimpfen könnte.«

Rafael bedeckte seine Augen mit den Händen und seufzte tief; manchmal fühlte er sich sehr missverstanden, sehr ratlos, zumal ihm sein Versuch, die Geheilten mit ihren Arbeitgebern in einem friedlichen Gespräch zusammenzuführen, nun ebenfalls negativ ausgelegt wurde.

»Es geht nicht an«, hatte ihn der Vorstandsvorsitzende eines milliardenschweren Konzerns wissen lassen, »dass die Genesenen einen Katalog an Bedingungen bezüglich ihres künftigen fürsorglichen Selbstmanagements auf den Tisch ihrer Vorgesetzten platzierten; und dies nicht etwa bittend und zaghaft, sondern mit unziemlich kämpferischer Entschlossenheit!«

»Wir haben«, wetterte der Mächtige, »mithilfe der Lenz'schen Therapie und mit unserer finanziellen Unterstützung auf die gestärkte Widerstandskraft der zurückkehrenden Arbeitnehmer gesetzt, und nicht auf deren Wunsch nach Mit- oder Selbstbestimmung!«

Weil Dr. Lenz stumm in seine eigenen Gedanken versunken schien, begann Sentis ratlos, die Miniskulpturen auf seinem Schreibtisch zu ordnen: Feine figürliche Darstellungen, wie man sie von Kamasutra-Büchern her kennt; er hatte sie von seinen Abenteuerreisen mit nach Hause gebracht. Damals hatte ihn noch Sven begleitet.

Er wusste – jeder in der Klinik wusste es – dass der Professor von seiner Frau verlassen worden war. Auch Sven war eines Tages einfach aus der Wohnung verschwunden, bis heute hatte er keine plausible Erklärung dafür gefunden.

»Ein Vertreter der Rentenkassen rief mich vor zwei Wochen an«, fuhr der Verwaltungsdirektor vorsichtig fort, »er wollte wissen, weshalb unsere Therapie bei mehr als einem Drittel der Genesenen unter sechzig Jahren direkt in Anträge auf Erwerbsminderungsrente führten; er meinte, wir hätten womöglich unseren Behandlungsauftrag missverstanden ...«

Sentis fuhr sich mit einem duftenden Taschentuch über die Stirn. Die Kassandrarolle lag ihm nicht. Auch sah er sich nicht als Höfling oder Wetterfähnchen – er war keiner, der bald so, bald anders redet. Aber hier ging es auch um *seine* Zukunft, er wollte noch viele Jahre in seinem wunderschönen Büro verbringen und sein Bestes geben: Es gefiel ihm hier, auf dieser Insel der Seligen.

Rafael legte ihm nun beschwichtigend eine Hand auf die Schulter: »Wir machen weiter, lieber Kollege, auch unter erschwerten Bedingungen. Ich glaube fest an die innere Heilkraft dieser Menschen unter meiner Führung. Sie sehen doch selbst, mein Freund, wie ich diesen Mühseligen und Beladenen neue Hoffnung verleihe und sie zu sich selbst zurückführe?«

Ob Rafaels gesalbte Worte Franz hatten beruhigen können? Nein, wie denn auch. Gleich nach dieser Unterredung mit dem Chef wandte er sich an Oberarzt Zwetkov: »Haben Sie, wenn ich fragen darf, in letzter Zeit eine Veränderung im Verhalten des Professors bemerkt, vor allem, was dessen Ausdrucksweise betrifft?« Jetzt war es an Andrej, sich mit seiner Antwort Zeit zu lassen. Dass Sentis erst *jetzt* zu ihm kam, wo doch schon längst jedem klar sein musste, dass mit dem Lenz etwas nicht stimmte, machte ihn vorsichtig.

»Vom Chef können wir ehrliches Engagement und tiefe Leidenschaft für eine Aufgabe abschauen«, heuchelte er ebenso gekonnt wie Sentis es zuvor auch getan hatte.

Einen Teufel würde er tun, seinen Arbeitgeber in die Pfanne zu hauen: erstens, weil er sich (zunächst) mit seiner Nebenrolle abgefunden und in ihr eingerichtet hatte, auch wenn ihn Lenzens Guru-Auftritte mittlerweile zutiefst anwiderten, und zweitens, weil er dem Sentis, was dessen Umgang mit Zahlen betraf, von Anfang an nicht wirklich getraut hatte.

Drittens war er ja nicht blöd: Er wusste, wann es Zeit wäre, ans Steuer eines sinkenden Schiffes zu treten.

»Ich dachte nur, ich frage einmal nach Ihrem persönlichen Eindruck – lassen wir es also laufen!«, lächelte Franz Sentis brüskiert und verließ, einen zarten Maiglöckchenduft hinter sich herziehend, das Büro des Oberarztes. Er wusste jetzt Bescheid. Ab nun war sich in dieser Klinik jeder selbst der Nächste.

13

Rafael saß an seinem Schreibtisch und blickte zufrieden auf die Titelseite eines Boulevardblattes – keines von der Art, das er je zu lesen wünschte, aber mit einer attraktiv hohen Auflage. Da war er! Seine Klinik, sein Werk, sein Erfolg! Das Foto im farbigen Großformat zeigte ihn mit ausgebreiteten Armen vor dem efeubewachsenen Gebäude zwischen einer Ziege und einem Esel stehend.

Professor Dr. Rafael Lenz im Zenit seines Schaffens? stand mit großen Buchstaben über der gelungenen Abbildung. Mehr wollte Rafael gar nicht lesen. Auch hatte sein Stolz das Fragezeichen hinter der Schlagzeile übersehen. Er fühlte sich bestätigt. Alle sahen es nun so wie er: Hinter dem goldenen Tor wurde innovativ und mit selbstloser Hingabe um die Heilung der Kranken gerungen.

Was Rafael allerdings irritierte, war, dass Ines ihn immer häufiger mit diesem sorgenvollen Blick fixierte und ständig fragte, ob er sich nicht ein wenig ausruhen wolle. Er wusste selbst, dass er nicht schlafen konnte. Aber wie hätte er irgendeiner Menschenseele erklären sollen, dass er seine Zeichen vor allem in der Stille der Nacht empfing? Dass er ins Dunkle hinein fragte, was werden soll, mit seinem Sohn Simon zum Beispiel, der nach seinem mittelprächtig bestandenen Abitur erst einmal »gar nichts« machen wollte: weder ein soziales Jahr in der Klinik noch ein Praktikum noch eine Ausbildung und am allerwenigsten ein Studium.

»Ich will einfach eine Weile weg von hier«, hatte er seinem Vater bei dessen letzten Besuch knapp erklärt und Leon hatte ihn auch noch verteidigt.

Lisbeth, die bei ihrem neuen Freund Detlef wohnte und eigentlich glücklich sein sollte, konnte nicht umhin, Rafael für »die zum Himmel schreiende Unlust« ihres jüngsten Sohnes verantwortlich zu machen:

Du hättest dich mehr um Simon kümmern sollen, anstatt dich für fremde Leute totzuarbeiten. Aber Du warst den Kranken und Schwachen ja immer näher als den Gesunden, weil sie Dir das Gefühl geben, jemand Besonderes zu sein. Ich hätte einen normalen Vater und einen normalen Ehemann einem Berufenen vorgezogen. Hast Du Dir Deine berühmte dritte Frage eigentlich einmal selbst gestellt?

Gruß,
Lisbeth

Rafael hatte sich das Schreiben an die Nase gehalten und tief die Luft eingezogen; er wollte Lisbeth riechen. Von Jakob hatte er erfahren, dass Lissi nun in einem Hospiz arbeitete; sie habe sich für die Sterbebegleitung entschieden, wollte Sterbenden und deren Angehörigen helfen, offen miteinander zu reden, die die Neue Krankheit habe viel Leid in die Familien gebracht und viele von ihnen zerstört.

Rafael trat ans Fenster und schaute hinunter in den Park, wo einige Patienten an ihren Stativen standen und mittels kräftiger Farben schmerzhafte Gefühle verarbeiteten. Vielleicht sollte er es auch einmal versuchen? Es würde ein dunkles, bedrohliches Bild werden.

»Lerne Adonis und Sissi, eine Gruppensitzung zu leiten!«

»Wer hat da gesprochen?«, Rafael fuhr herum und suchte den Raum mit den Augen ab. Hatte er mitten am Tag eine Botschaft empfangen? Die Roboter in den Sitzungen mit den Patienten sprechen lassen? Die Wahrheit war, dass Rafael tief in sich wusste, dass er es alleine nicht mehr schaffen würde, also lag es nahe, dass er der Stimme gehorchen würde.

Gleich am nächsten Tag ließ er Sissi und Adonis von zwei Pflegern in den Gruppenraum tragen. Auf Ines' besorgtes Nachfragen antwortete er: »Ein Experiment, Ines, wir müssen es versuchen.«

Die Patienten im Stuhlkreis staunten nicht schlecht, als die beiden Maschinen in Menschengestalt, denen sie bisher nur im Wohlfühlzimmer und nur alleine begegnet waren, den Platz neben ihrem Professor eingenommen hatten, und auf ein Kopfnicken des Professors hin die Sitzung eröffneten.

»Heute geht es um das rechte Lieben«, begann Sissi ernst und kein bisschen verführerisch. »Klaus-Jochen, was brauchst du von mir?« Angesprochen worden war der kürzlich fristlos entlassene Staubsaugervertreter. »Oh, Sissi, wenn du mich so nett fragst: so viel körperliche Liebe wie möglich!« Die männlichen Patienten lachten auf, die Frauen winkten ab und Rafael, der als stiller Beobachter dabeisaß, ließ dem Experiment seinen Lauf, zumal er sich heute besonders gefährdet fühlte, von einem Sekundenschlaf übermannt zu werden. Nun sprach Adonis: »Klaus-Jochen, du bist ein Mensch voller Schmerz. Wir zeigen dir das rechte Lieben und das rechte Arbeiten ...«

»Woher wollt ihr wissen, was für mich richtig ist?«, fragte Klaus-Jochen und schaute sich, um Beistand werbend, belustigt in der Runde seiner Mitpatienten um.

»Weil wir dich während deines Aufenthalts in der Klinik gelernt haben«, erwiderte Sissi. »Wir kennen dich besser als du dich selbst.«

»Wie lernt ihr denn?«, wollte nun Roswitha, eine Langzeitpatientin mit wenig Fortschritten in der Genesung, brüskiert wissen; es ärgerte sie die unangemessene Arroganz der Maschinenmenschen, alias Sexpuppen.

»Die Menschen haben uns Neugier beigebracht, wir erkunden und lernen aus uns selbst heraus ohne Anweisungen. Wir lernen aus unseren eigenen Fehlern, so verbessern wir uns Tag für Tag«, antwortete Adonis freundlich.

Die Kranken schwiegen verstört, sie schauten vom Professor zu den sprechenden Puppen und wieder zurück. Peter, Manager einer großen Maschinenfabrik, stand auf und verließ türknallend den Raum. »Was brauchst du wirklich, Klaus-Jochen?«, fragte Adonis unberührt von dem Zwischenfall und bevor Rafael, falls gewollt, hätte eingreifen können.

Dem kranken Staubsaugervertreter war alle Häme vergangen und er suchte angestrengt im bisherigen Leben herum, in dem er nichts als Hetze, Zeitmangel, Wünsche und Pflichten fand. Bis er auf ein einziges, unvergessenes Glücksgefühl stieß.

Er hatte es empfunden, nachdem er mittels unzähliger bezahlter Überstunden so viel Geld zusammengespart hatte, dass er sich damit einen Traum erfüllen konnte, nämlich einen Mercedes Benz, einen Jahreswagen, und es war der Moment, als er ihn seinen Kollegen vorgeführt hatte, die ihn anerkennend – manche sogar ein wenig neidisch – bewunderten. Damals dachte er noch, dass *solche* Augenblicke es wert wären, sich für sie abzumühen.

Aber was er *wirklich* brauchte …?

Andrej Zwetkov saß außerhalb des Stuhlkreises hinten am Fenster: Rafael hatte ihn eingeladen, als zweiter stiller Beobachter mitzuerleben, wie gekonnt Sissi und Adonis die Kranken an ihre wirklichen Bedürfnisse heranführten.

Zwei mit moralischen Algorithmen gefütterte Maschinen als die besseren Therapeuten? dachte Andrej herablassend genau in dem Moment, als Klaus-Jochen – zu Adonis gewandt – zu sprechen begann.

»Ich habe eigentlich keinen Freund – ich meine, einen *wirklichen* Freund. Ich hatte ganz früher mal einen, aber er ist an Krebs gestorben, und seither fehlt mir etwas. Etwas in mir drin. Klaus-Jochen tippte auf sein Herz. Ich kann es nicht richtig erklären, aber ich glaube, dass ich ihn wirklich brauchte, um glücklicher zu leben. Wir haben uns blind verstanden, wir haben zusammen gelacht und geweint, waren füreinander da ... Meine Frau ist auch für mich da, aber anders. In der Ehe bekommst du, was du gibst. In der Freundschaft wird nicht so genau gerechnet.«

»Was brauchst du, damit du wieder einen Freund findest?«, fragte nun Sissi.

»Ich weiß nicht; vielleicht müsste ich meinen Mitmenschen wieder mehr vertrauen, wieder freundlicher auf sie zugehen, vielleicht wird dann einer von ihnen mein Freund.«

Nach dieser aufrichtigen Beichte waren alle Patienten überzeugt: Es war gut, mit den Puppen zu sprechen, es war fast so gut wie mit dem Professor. Andrej Zwetkov enthielt sich der Stimme, er wollte nicht wahrhaben, was er gesehen hatte.

Dr. Lenz schlief wenig und – vornehmlich im diffusen Licht der Morgendämmerung – trieb ihn die *Stimme* nun immer weiter zum unermüdlichen Dienst an den Kranken innerhalb der Klinikmauern an, während draußen vor dem goldenen Tor die Unbehandelten unter den Ahornbäumen vermutlich sterben würden, ließe die Stadtverwaltung sie nicht alle zwei Tage mit Lastwagen abholen und in ihre Häuser zurückbringen.

Rafael drehte bei sich selbst die Schraube der Selbstzucht noch fester an, um der unsichtbaren Kraft, die ihn leitete und Erlösung versprach, zu gehorchen. Er aß kein Fleisch mehr, verweigerte Ines den gemeinsamen Feierabendlikör und, anstatt sich in seinem weichen Bett zu erholen, streckte sich der arme Mann auf dem harten Boden seines Büros aus.

Während der Stuhlkreise, in denen die Kranken ihrem Professor jedes Wort von den Lippen pflückten, jede seiner Bewegungen aufmerksam beobachteten, um sicherzugehen, dass er ganz für sie da war, passierte es Rafael leider immer häufiger, dass ihm die Augen zufielen und ihm der Kopf auf die Brust sank.

»Er betet«, flüsterten die Patienten, »er meditiert!«, und wie er es sie gelehrt hatte, tauschten die Genesenden mithilfe der dritten Frage neue Lebensentwürfe aus, die sie dann sogleich mit kindlichem Stolz ihrem Professor nach dessen Erwachen mitteilen wollten, sobald dieser wieder ansprechbar wäre.

Sissi und Adonis – die Kranken baten darum – wurden nun zweimal die Woche in den Gruppenraum getragen und durften Fragen nach dem rechten Lieben und Arbeiten stellen und beantworten, was Rafael nicht nur entlastete, sondern die Patienten dazu anhielt, ihrer drängendsten Begierden bewusst zu werden, sie zu hinterfragen und im besten Falle auf ein gesundes Maß herab zu regulieren – denn die von der Krankheit gezeichneten Menschen wollten nichts dringender als endlich begreifen, was sie *wirklich* brauchten.

14

Im vorderen Bereich des Drachenparks waren die Früchte des alten Birnbaumes bereits geerntet und die Blätter gelb.

Unternehmer Heinrich Lenz wollte seinen Sohn sprechen. Nicht in der Klinik, sondern in der väterlichen Firma. Mit der Sekretärin wolle er bitte vorher einen Termin vereinbaren. Erst eine Woche später bestätigte Rafael Frau Heinle, die er seit seiner Kindheit kannte, den Termin: Freitagvormittag um 10 Uhr. Zuerst hatte er vorgehabt, den Vater bis zum Abend warten zu lassen, bis nach seinem eigenen Feierabend in der Klinik. Aber das hatte sich Rafael dann doch nicht getraut.

Freitagmorgen. Rafaels Gesicht wirkt eingefallen, die Augen rotumrändert, seine Haut fahl. Immer wieder seufzt er tief auf. Er hat vielleicht zwei Stunden geschlafen, nicht mehr, was ihn in einen seltsamen Dazwischenzustand versetzt: Die Wirklichkeit seiner Nächte und deren überirdische Botschaften auf der einen Seite, und die seinen Geist und Körper erschöpfenden Anforderungen des hellen, langen Tages auf der anderen.

Welke Rot-Ahornblätter verwandeln die schmale Zufahrtsstraße in ein Bad voll Blut. Rafael denkt an Lisbeth, an ihren begeisterten Ausruf, ganz am Anfang: »Das wird ein herrliches Feuerwerk geben im Herbst!«

Er vermisst sie. Das heftige Vermissen wiederum macht, dass er hinsichtlich seines gestrigen Verhaltens Zweifel hegt: War es richtig, kurz vor Mitternacht Erich Herzkranz auf dessen Klopfen hin seine Türe zu öffnen, weil der Bedauernswerte aus innerster Angst heraus ins Bett genässt hatte und nun – während die Nachtschwester wieder alles in Ordnung brachte – UNBEDINGT den Professor sprechen musste?

War es therapeutisch inkorrekt, dass er Herzkranz (der ihm zitternd erzählte, dass seine Frau ihn verlassen, seine erwachsenen Kinder ihm den Rücken gekehrt hatten, obwohl er sich Tag und Nacht abgeschunden hatte für die Familie, damit man sich etwas leisten konnte usw.) – dass er den kleinen übergewichtigen und schweißnassen Mann aus einem unwiderstehlichen Impuls heraus in seine Arme gezogen und sie dann gemeinsam geschluchzt hatten, zwei im Weinkrampf bebende Männerkörper fest umschlungen …?

Ob er jetzt in Erichs Augen ein Schwächling war, ein verwundeter Heiler, nicht standfester als sein eigener Patient?

Rafael lenkt das Auto an den Seitenrand der Zufahrtsstraße und steigt aus. Am Fuß eines Rot-Ahorns setzt er sich nieder und lehnt den Rücken gegen den weißsilbrigen Stamm. Zuerst spürt er das Heimweh, aber es wird verdrängt vom hämisch strengen Gesicht des Vaters, und da schwappt eine Welle ungeheurer Wut über seine Schläfrigkeit. Er erinnert sich (immer noch voller Scham) daran, wie Lisbeth ihn gefragt hatte, weshalb er sich seinem Vater gegenüber denn immer so unterwürfig verhielte?

Vielleicht, Lissi, weil ich schon als Jugendlicher nicht hergebeten, nicht freundlich gerufen, sondern stets von diesem Mann herbeordert wurde? Beschämt an die mächtige Eichentüre geklopft und mir dabei ausgemalt habe, wie die am Kopierer tätigen Angestellten tuschelten über mich, den Sohn vom Chef, dem prädestinierten Nachfolger, der sich zu verhalten hatte wie sie selbst: unterwürfig und ergeben.

»Keine Vorteile oder Privilegien für Familienangehörige!«, lautete die Parole von Heinrich Lenz, die nicht hinterfragt werden durfte, auch nicht von Anna, seiner Mutter, und deshalb hatte der Chef-Vater womöglich keine Ahnung, wie schmerzhaft und demütigend es sich anfühlte, als nahes Familienmitglied keinen höheren Rang zu besitzen als jene, die von ihm bezahlt wurden.

»Vielleicht Lissi«, seufzt Rafael, beide Hände tief in den welken Ahornblättern vergraben, »nährt sich auch dein Groll auf mich ebenfalls aus dieser vergifteten Quelle: Solltest du je der Meinung gewesen sein, nicht höher zu stehen als meine Patienten und meine Arbeit, so musste das demütigend für dich gewesen sein. Aber was hätte ich tun sollen«, fragt Rafael in die rothaarige Baumkrone hinauf »WAS? Und als du mir untreu wurdest, habe ich da nicht alle Regeln eines Betrogenen eingehalten, habe nichts wissen wollen, hätte unsere Ehe weitergeführt und dir verziehen ... sofern du nur mit mir gesprochen, mich nicht zum Alleinschuldigen für dein Verhalten gemacht hättest: Vielleicht, Lissi, hätten wir es dann geschafft, eine Familie zu bleiben.«

Fünf vor zehn Uhr parkte Rafael sein Auto auf dem Firmenparkplatz mit dem Schild: CHEF!! Er wusste, dass sein Vater vorübergehend einen Fahrer beschäftigte und seinen eigenen Wagen nicht benutzte. Punkt zehn Uhr drückte Professor Dr. Lenz, ohne vorher anzuklopfen, die Klinge herab und öffnete die schwere schalldichte Eichentüre mit einem unnötig kräftigen Schwung.

Guten Tag! rief er ebenso unnötig laut, ging festen Schrittes auf seinen Vater zu, der ihm hinter seinem gewaltigen Schreibtisch streng und stumm entgegenblickte – ein *Blick,* der Rafael sofort den Schneid abkaufte, seinen Atem lähmte, sodass er fischmaulig blöde nach Luft schnappte und – es war zum Verrücktwerden!

»Setz dich!«, sagte der Vater und zeigte mit seinem krummen Finger auf den schmalen Stuhl auf der gegenüberliegenden Seite des wuchtigen Edelholzsekretärs.

»Worum geht es?«, presste Rafael hervor, der sich halbwegs gefangen hatte und dessen Wut allmählich die Oberhand über die Angst gewann. Heinrich Lenz hob schweigend das Boulevardblatt mit dem schönen Farbfoto von Rafael, Elsie und Hans – der Ziege und dem Esel – in die Höhe: »Ist das dein Ernst?«, fragte er maliziös.

»Was denn?«

»Dass du dich in aller Öffentlichkeit in deinem Drachenpark-Babel zwischen Ochs und Esel zum Clown machst?« Rafael holte tief Luft, um zu kontern, aber Heinrich war wie immer schneller.

»Hand aufs Herz, Rafael – glaubst du allen Ernstes, dass aus einem Menschen, der auf Boxsäcke einschlägt, im Wald schweigt, Ziegen streichelt, auf Bronzedrachen herumreitet und bunte Bilder malt, ein neuer Mensch wird? Der, indem er *bewusst* atmet und sich hinter rosenberankten Parkmauern in Gedanken von Glück, Frieden und Menschlichkeit wiegt, einen völlig neuen Weg durch diese unsere Welt finden wird?«

»Was willst du eigentlich von mir?«, rief Rafael nun zwar laut, aber dennoch mit weinerlichem Unterton. Gut, dass er schon an der vorderen Kante seines Stuhls gesessen hatte, so gelang ihm ein gewollt schroffes Aufstehen leichter. »Du hast mich immer nur runtergemacht, meine Arbeit nie ernst genommen! Aber du bist nicht mehr der Mittelpunkt meiner Welt! Die Kranken glauben an mich, sie brauchen mich!« Dann beugte er sein vom Zorn gerötetes Gesicht über den mächtigen Schreibtisch zum Vater hinüber und schrie: »Weshalb hast du mich herbestellt?

Ich will meine knappe Zeit nicht endlos an deinen Hochmut vergeuden!«

»Nun beruhige dich doch!«, beschwichtigte ein völlig perplexer Heinrich Lenz seinen Sohn. So aggressiv hatte er Rafael noch nie erlebt. Dass der Junge überhaupt dazu fähig war! »Ich wollte mit dir über Jakob sprechen«, fügte er in übertrieben sanftem Ton hinzu, gerade als rede er mit einem vorübergehend Verwirrten. »Der Junge ist so überaus begabt, ich würde ihn gerne auf die IT-Akademie nach Los Angeles schicken. Nicht billig, aber die elitärste Ausbildung auf dem Gebiet der Künstlichen Intelligenz. Er soll unsere Firma in die digitale Zukunft führen.« Und als Rafael schweratmend schwieg, zwinkerte Heinrich mit den Augen: »Jakob will später übrigens auch Roboter einsetzen – allerdings keine *Sex*roboter.« Der Fabrikant versuchte ein heiteres Lachen, das ihm misslang, während in Rafael fast aller Widerstand verpufft war, denn er hatte sich mit seinem Furor restlos übernommen. Mit dumpfem Dröhnen setzte sich sein Kopfkarussell in Bewegung, wurde schnell und schneller und stürzte den Übernächtigten hinab auf den Grund seiner wirren Gedanken und Bilder: Worte, die er aussprechen wollte, entglitten ihm, anstatt zu weinen, grinste er dümmlich, und an die Stelle der Verzweiflung trat nun matte Gleichgültigkeit. »Was ist los mit dir, Rafael? Rafael, hörst du mich?« Aber da floh dieser schon grußlos aus dem Büro des Vaters.

Eigentlich wollte er nach Hause fahren und nach Simon sehen. Der Junge hatte sich immer noch zu keiner Tätigkeit durchringen können, Leon allerdings beruhigte Rafael jedes Mal: »Lass ihn – Simon wird seinen Weg finden, er braucht Zeit!«

Leon war wie eine Mutter zu Simon, und dieser Gedanke trieb Rafael schon wieder Tränen in die Augen.

Aber was war *das*? Wollte er das Lenkrad nach links drehen, blockierte es, es ließ sich nur nach rechts, Richtung Klinik bewegen. Er versuchte es noch ein paar Mal, dann gab er nach. *Etwas* wollte ihn dorthin führen, wo er dringend gebraucht wurde, wo er helfen konnte, wo es ohne ihn nicht ging!

Nachdem das Auto langsam in die Zufahrtsstraße eingebogen war, bleibt es nach einigen Metern am Straßenrand unter den Ahornbäumen stehen.

Dort wird Rafael auf einmal speiübel. Kalter Schweiß bricht ihm am ganzen Körper aus, sein Blick flackert wie eine erlöschende Kerze. Er steigt aus und fällt am Fuß eines Baumes in das weiche rote Blätterbett. Er gräbt sein Gesicht in das feuchte Laub und ruft Lisbeth! Lissi! als wäre es ihr rötliches Haar, das sich über seine Augen, seinen Mund und seine Nase legt. Jetzt einfach hier vergehen, denkt er noch. Dann sieht er sie.

Sie kommen von der Landstraße her: Eine schier endlos scheinende Menschenkarawane schleppt sich eng gedrängt an Rafael vorbei Richtung Klinik. Gebeugte, erschöpfte, zerlumpte Gestalten, manche über und über mit blauen Flecken übersät, andere mitten aus ihrer löchrigen Brust heraus blutend, bleich wie der Tod allesamt und allesamt mit jenem bitteren Ausdruck mühseliger Vergeblichkeit im Gesicht.

Panisch rappelt sich Professor Dr. Lenz hoch und stolpert zum Auto, an dem die Fahrertüre weit offensteht. Sein Wagen setzt sich in Bewegung und bringt ihn bis vor das goldene Tor.

Während er durch den Park hinauf zum Eingangsportal torkelte, noch völlig benommen von seiner grauenhaften Vision, eilte ihm Ines Kümmerlein bereits entgegen. Beim Anblick ihres geliebten Chefs schlug sie die Hand vor den Mund, so sehr erschrak sie: Rafael war leichenblass, seine Augen zwei dunkle Höhlen, seine Kleidung mit roten Blättern, kleinen Ästchen und Moos übersät.

»Um Gottes Willen, Rafael, woher kommst du?«

»Ich wurde hierhergeführt, wo braucht man mich am dringendsten?«, fragte der Professor mit starrem Blick.

Ines bettelte und flehte, während sie seine Kleidung abklopfte, er möge sich hinlegen, sich ausruhen, und obwohl sie sein fiebrig-glänzender Blick bis ins Herz hinein traf, fand die Krankenschwester den Mut nicht, sich das Schlimme in seinem ganzen Ausmaß einzugestehen.

»Ein junger Mann«, berichtete sie dienstfertig, »wurde heute Morgen von seinem Vater am Tor abgegeben. Er vermutete, sein Sohn sei womöglich von der Neuen Krankheit infiziert, weil er – schon seit Längerem extrem übellaunig und lustlos – vor zwei Tagen Hals über Kopf seinen Arbeitsplatz verlassen hatte und nach Hause rannte; seither würde er nur noch apathisch im Wohnzimmer auf dem Sofa herumliegen.«

»Gab es ein Problem bei der Aufnahme?«, fragte Rafael schwach.

»Na ja, der junge Mann ist völlig durchgedreht, als sich das Tor hinter ihm schloss; er hat laut lachend an den Drachen uriniert und danach sofortigen Zugang zu Sissi gefordert, wobei er Herrn Zeusler grob zur Seite gestoßen hat, den er offensichtlich für einen Zuhälter hielt. Dr. Zwetkov hat ihm ein Beruhigungsmittel gespritzt, er liegt jetzt im Bett.«

»Danke Ines, führe mich zu dem Menschen in Not …« Und Ines Kümmerlein hakte den Professor voller Sorge unter, und führte ihn in Richtung Krankenzimmer: Von nun an würde sie nicht mehr von Rafaels Seite weichen, das schwor sie sich.

Auf dem Flur begegneten sie Erich Herzkranz: »Herr Professor«, rief er tränenerstickt und griff nach Rafaels Hand, »Sie haben mir gestern Nacht das Leben gerettet! Unsere Umarmung hat mir gezeigt, was ich wirklich brauche und wonach ich suchen muss. Ich danke Ihnen von ganzem Herzen!«

Verschämt und froh zugleich nickte Dr. Lenz dem Dankbaren zu: »Siehst du, Ines, alles was sie brauchen, ist ein wenig Wärme und Trost und Hoffnung.«

Im Zimmer des Neuzugangs hatte der Dahindämmernde den Kopf zur Wand gedreht. Rafael zog einen Stuhl neben das Bett des jungen Mannes, setzte sich und berührte ihn sanft an der Schulter: »Was bedrückt dich, mein Sohn?«, fragte er voller Güte.

»Hau ab, Pfaffe!«, bellte der Patient zurück. Er leidet an der Welt, dachte Rafael erschrocken, er braucht meinen Schutz. Wieder berührte er die Schulter des Patienten.

»Sie sollen mich in Ruhe lassen!«, schrie dieser nun so laut er konnte, drehte seinen Kopf von der Wand weg zum Professor hin und hielt ihm in eindeutiger Pose den Mittelfinger fast ins Gesicht. Ines, die an der Türe stehengeblieben war, trat nun in den Raum und stellte sich schützend neben Rafael.

»Er ist noch nicht ganz bei sich …«, versuchte sie den Angriff zu entschuldigen; sie sah, dass Rafael, eine Hand vor den Mund geschlagen, angestrengt versuchte, unguter Gefühle Herr zu werden, die er für längst überwunden hielt.

Was er angesichts der Worte des Kranken empfand, war vor allem bittere Enttäuschung – sie hatte überlebt auf jenem Fleckchen Inneres Land, auf dem Rafael gesund geblieben war.

»*Selbstloses Geben ist die größte Sehnsucht und zugleich die größte Illusion des Menschen!*«, flüsterte jetzt eine Stimme an seinem Ohr: Sie war männlich, dunkler und heiserer als die Stimme, die er kannte.

»Eine Heimsuchung!«, dachte er erschrocken. »Sie prüfen mich!«

Rafael beugte sich über den Kranken und legte seine Hand auf dessen Stirn, woraufhin der junge Mann, der weder gesegnet noch geheilt werden wollte, die Notglocke an seinem Bett drückte.

Die Türe flog auf und herein stürmte ein muskulöser Krankenpfleger: »Herr Professor, brauchen Sie Hilfe, hat der Patient sie angegriffen?«

»*Ich* habe geläutet! Schaffen sie mir diesen Irren vom Leib!«, rief der junge Mann nun hellwach vor Entsetzen und zeigte auf Rafael.

»Alles in Ordnung, nichts passiert«, winkte Ines den Krankenpfleger rückwärts zur Türe hinaus; dann wollte sie Rafael unterhaken und aus dem Zimmer führen, aber es war aussichtslos, er wollte noch bleiben, er meinte, der Patient *brauche* ihn mehr als alles andere.

Von dem Lärm aufgeschreckt, eilte nun auch Dr. Zwetkov hinzu und war sich mit einem kurzen Blick sofort im Klaren, dass er deutlich werden musste.

Er bat den Professor zur Seite und flüsterte: »Der Mann gehört in die Psychiatrie! Hier handelt es sich eindeutig um eine paranoide Schizophrenie, der Patient sieht sich von allen verfolgt und angegriffen! Er hat heute Morgen sogar den Adonis-Roboter angefallen, weil er Sissi vor ihm beschützen wollte.«

»Danke, Kollege Zwetkov, aber wir warten bis Ende der Woche; ich möchte ihn noch drei Tage beobachten«, entgegnete Rafael, der nun wieder erfüllt war von lauter Güte und Verständnis, denn er hatte den Kampf gegen das Böse gewonnen.

Oberarzt Zwetkov schäumte innerlich vor Wut, drehte sich wortlos um, streifte Ines mit einem bitterbösen Blick und stapfte hinaus. Lange durfte er diesen Wahnsinn nicht mehr dulden, denn ein Arzt, der eine Schizophrenie nicht mehr von der Neuen Krankheit unterscheiden konnte, war selbst zu einer Gefahr geworden.

Während seiner dreitägigen Gnadenfrist bedrohte der Halluzinierende die Nachtschwester und zwei Mitpatienten, schloss sich im Bad ein und ließ das Waschbecken überlaufen, bis das Wasser unter der Türe in den Flur hinausdrang; er griff den Drachen im Park mit den Farben der Maltherapiegruppe an und kickte mit voller Wucht gegen die Schachfiguren. Es stand außer Zweifel: Dieser junge Mann hatte alle Selbstkontrolle an seine inneren Dämonen verloren.

Verängstigt wandten sich die Mitpatienten an Dr. Zwetkov, sie trauten dem renitenten Kranken nicht über den Weg, und Professor Lenz bot ihnen auch keinen Schutz, sondern stammelte immer nur etwas von Gnade und Barmherzigkeit.

»Endlich«, dachte Andrej. Diesmal würde es keine Rücksprache mit Lenz geben, diesmal würde er eigenständig und vernünftig das Notwendige tun, und zwar sofort. Auf seine klare Anweisung hin wurde der um sich schlagende Geisteskranke von zwei bärenstarken Pflegern in den

Griff genommen, und unter markerschütterndem Protest hinter das goldene Tor und hinein in den Krankenwagen gezerrt und gezogen. Niedergeschmettert verfolgten die Kranken das grauenvolle Schauspiel und flohen weinend zurück zu ihrem Professor, um sich über Zwetkovs unmenschliche Härte zu beklagen. Rafael bat für seinen Oberarzt um Vergebung: Er sei auch nur ein Mensch und wisse nicht immer, was er tue …

Wir freuen uns, Professor Dr. Rafael Lenz als Ehrengast zum Richtfest des ersten kommunalen Krankenhauses für mit der Neuen Krankheit infizierte Patienten einzuladen. Als zukünftiges Haus der Maximalversorgung bieten wir mit 1500 Betten Prävention, Akutbehandlung und Nachsorge unter einem Dach und werden somit zum größten Arbeitgeber unserer Stadt. Um Personalkosten zu sparen, planen wir – wie uns der Professor mit seinem Pioniergeist gezeigt hat – den langfristigen Einsatz von sogenannten Resilienz-Robotern, welche die Patienten auf ihren Durchgängen von Widerstands-Level 1-3 begleiten und motivieren werden. Im Angedenken an die exzellenten Bemühungen von Professor Dr. Lenz, der rasant um sich greifenden Neuen Krankheit durch seine innovative Psychotherapie Einhalt zu gebieten, haben wir die Ehre, den Ruhesektor der Klinik »Rafael-Lenz-Saal« zu benennen, in welchem – auf goldene Tafeln geprägt – dessen Drei Fragen die Kranken zum heilsamen Innehalten anregen mögen …

Rafael fielen immer wieder die Augen zu. Die Kirchturmuhr im Dorf schlug Mitternacht. Traurig sank ihm die Stirn auf das Einladungsschreiben. Was wird in Zukunft mit den Kranken geschehen, dort, in dieser riesigen Übungskaserne? Wer wird noch auf sie achtgeben, ihnen mit Wärme und Verständnis begegnen, sie vorsichtig zurückführen zu ihrem gesünderen Selbst, ihnen Hoffnung und Zuversicht verleihen, und ja: Wer wird noch an einem eigenen Willen interessiert sein, wenn dieser für die Gesellschaft hinderlich geworden war?

Am liebsten würde er jetzt weinen. Schwer hob er seinen Kopf und – wo war bloß das Schreiben geblieben? Heruntergefallen? Rafael kroch jetzt auf allen Vieren unter seinen Schreibtisch und suchte, jedoch vergeblich, hörte vom Fenster - oder vom Bad her? die Stimme: »*Rafael, höre: Die Kranken brauchen mehr denn je Menschen wie dich!*«

»ICH KANN NICHT MEHR!«, schrie der gelobte Therapeut unter dem Tisch hervor, rollte sich auf dem Boden zusammen und hielt sich beide Ohren zu.

Was in dieser Nacht weiter geschah, blieb unklar: War Rafael nach Mitternacht noch hinauf an den Waldesrand zu seiner Bank gegangen? War dem Verzweifelten der Mönch begegnet und falls ja, welche Botschaft hatte er empfangen?

Tatsache war, dass Frau Barfuß, (ausgebrannte Pflegedienstleiterin eines renommierten städtischen Krankenhauses in R.) während ihrer Morgenmeditation am Seerosenteich verwundert mit dem Finger hinüber zu dem kleinen Gehöft von Elsie und Hans zeigte.

Dort stand Professor Dr. Lenz im Schlafanzug und umarmte weinend den Esel, der sich nicht vom Fleck rührte: Esel bleiben nämlich stehen, wenn sie unsicher sind.

Ines, die ihren Rafael tief im schwarzbraunen Ziegenkot und dem übelriechenden Eselsmist stehen sah, rannte los, rannte und rannte hin zu ihm, und wäre beinahe auf dem glitschigen Untergrund ausgerutscht, hätte sie sich nicht in letzter Sekunde an Rafaels Arm festgehalten.

Das Weinen des Professors war nun zu einem entfesselten Schluchzen angeschwollen, und als er nun auch die schneeweiße Elsie umarmen wollte, fing die Ziege furchtbar zu schreien an, denn sie war gamsig.

»Rafael, bitte komm!«, flehte Ines, nahm die Hand ihres Chefs und zog den Aufschluchzenden an seinen entgeisterten Patienten vorbei, die sich – herbeigelockt durch das heisere Geschrei der Ziege – in sicherem Abstand vor dem Stall zusammengedrängt hatten: Manche wie eingefroren im Grauen, andere mit zum Gebet gefalteten Händen, und einige hielten sich schweigend umschlungen, aneinander Halt suchend.

Im Professor, der hier an der Hand einer Frau weggeführt wurde, musste etwas geschehen sein, das weitaus größer war als irgendeiner unter ihnen je würde begreifen können: etwas Göttliches.

Sie schauten ihm nach und wünschten sich nichts dringender, als diesen wunderbaren Menschen nicht verlieren zu müssen: *Ihren* Dr. Lenz, der so voller Freundlichkeit und Mitempfinden war, der ihnen durch das Auflegen seiner heilenden Hand Hoffnung und Mut schenkte und ihnen mithilfe seiner Drei Fragen neue, gesündere Lebenswege aufzeigte. Wie sollte es ohne seinen Beistand mit ihnen weitergehen? Alle fürchteten sich sehr.

Dr. Zwetkov und Dr. Sentis hatten von den oberen Fenstern der Klinik, einen Becher Kaffee in der Hand, das morgendliche Drama verfolgt. Beide erkannten, was sie sahen, ohne es jedoch voreinander beim Namen zu nennen. Sentis wippte unruhig auf den Zehen vor und zurück: Lenz wollte die Menschen auf Linie bringen – so etwas *kann* nur schiefgehen, dachte er bitter. Andrej Zwetkov starrte mit gerunzelter Stirn in seinen Kaffee, er hatte beim Anblick des überdrehten Professors eine böse Lust empfunden und versuchte, sich ein wenig dafür zu schämen.

Es war ja auch für ihn ungewiss, was nun werden würde, und natürlich wünschten beide Männer für sich selbst das Beste.

»Vorrang hat nun, die Leute zu beruhigen und ihnen zu versichern, dass die Alltagsroutine weitergeht wie immer«, sagte der Leitende Oberarzt mit bewundernswerter Entschlossenheit. Solches Stehvermögen in der Not beeindruckte Franz außerordentlich, und beflissen ließ er seinen Kollegen wissen, dass auch er alles zu tun bereit sei, um den reibungslosen Ablauf des Klinikalltages zu gewährleisten.

»Ich werde umgehend alle vierundzwanzig Patienten zusammenrufen und zu ihnen sprechen«, sagte Zwetkov.

»Falls Sie meine Hilfe brauchen …«, antwortete Sentis und deutete eine leichte Verbeugung an, denn er war einer, der sofort erkennt, woher der Wind weht, und da die Klinik nun auf Messers Schneide ritt, musste er wohl oder übel sein Fähnlein nach ihm richten.

Ines hatte ihren Herrn aufs Bett gesetzt, ihm den verschmutzten Schlafanzug ausgezogen und einen frischen an, und wusch ihm nun mit einem warmen Lappen sorgsam die Füße. Dann hielt sie ihm eine Tasse Kamillentee, dem sie heimlich ein starkes Schlafmittel beigemischt hatte, an die Lippen und bat Rafael, ihn mit kleinen Schlückchen zu sich zu nehmen. Dabei summte sie ein Kinderlied, bis die Tasse ausgetrunken war: »Alles wird wieder gut«, flüsterte sie mütterlich.

»Mein Gehirn, Ines, ist ein Tollhaus …«, murmelte der Professor noch, bevor er hintenüberkippte und in einen todesähnlichen Schlaf sank. Ines hob ihm die Beine nach und deckte ihn sorgsam zu: Wie schön Rafael war, dachte sie und küsste ihn sanft auf die Stirn. Dann ließ sie die Jalousien herunter und verließ auf Zehenspitzen den Raum. Vor der Türe warteten Zwetkov und Sentis.

»Was ist passiert?«, wollte der Oberarzt streng wissen, als obliege es von nun an ihm allein, den geordneten Gang des Klinikalltags zu sichern.

»Er hat in letzter Zeit zu wenig geschlafen und zu hart gearbeitet; er muss sich nur ein wenig ausruhen, dann wird das schon wieder …«, antwortete Ines kühl und knapp.

Zwetkov schnaubte herablassend und eilte in Richtung Versammlungsraum, wohin er die Patienten gerufen hatte, während Sentis sich in sein Büro zurückzog – er war ein vorsichtiger Mann und würde noch nicht offen auf Zwetkovs Seite wechseln.

Aus dem Versammlungsraum drang aufgeregtes Lärmen. Stühle wurden umgestoßen und Fäuste schlugen auf Tische ein. Ines lugte durch den Türspalt und beobachtete Zwetkov beim vergeblichen Versuch, die gesamte Schar der Patienten in Schach zu halten.

»Ruhe bitte«, rief er immer wieder, »ich bitte um Ruhe!«

Aber der Aufruhr war bereits in vollem Gange. Einige skandierten: »Wir wollen unseren Professor wiederhaben!« Andere hatten ihre Fäuste gegen den rot angelaufenen Oberarzt erhoben und schrien: »Wir lassen uns von niemandem mehr unterdrücken und ausbeuten!« Frau Grünlein (eine zu Unrecht von den Schülern und Eltern gemobbte Mathelehrerin) kreischte durch ihre trichterförmig an den Mund gelegten Hände: »Dr. Zwetkov ist ein Judas!«

Das hat er sich selbst zuzuschreiben, dachte Ines schadenfreudig, die jetzt hereingekommen war: Wie konnte er es wagen, den Platz ihres Professors einzunehmen mit der dreisten Erklärung, letzterer sei erkrankt und bedürfe einer längeren Auszeit?

»Was sollen wir tun?«, wandte sich Zwetkov an die Krankenschwester. Die schob den Ratlosen rüde zur Seite und klatschte laut in die Hände, um sich Gehör zu verschaffen. Sofort verstummten alle, denn sie wussten, dass Frau Kümmerlein auf der Seite des Professors stand und waren bereit, zu hören, was sie zu sagen hatte.

»Liebe Bewohner unseres Hauses«, begann sie mit klarer Stimme, »unsere Klinik ist der Ort, an dem ihr Sicherheit und Verlässlichkeit erfahren dürft, wo man euch achtet und stärkt. Dies ist und bleibt der Auftrag unseres verehrten Herrn Professor, und dafür hat er euch Tag und Nacht seine Kraft geschenkt …« Im Raum war es jetzt mucksmäuschenstill. »Dr. Lenz ruht sich gerade ein wenig aus«, fuhr Ines fort, »wir wissen alle, wie es sich anfühlt, wenn Geist und Körper eine Pause brauchen, weil man mit unermüdlicher Hingabe sein Bestes gegeben hat. Ich bitte euch: Gönnt dem Professor eine Auszeit, und er wird aufstehen und zu euch kommen, so wie er es immer getan hat.«

Die meisten schauten nun beschämt zu Boden. Karl Wendelin, ein Vikar aus der Stadtkirche, hüstelte leise und bekreuzigte sich mit weit ausholender Gestik, während Frau Grünlein Zwetkov aus schmalen Augenschlitzen fixierte, als wolle sie ihn kraft ihres Blickes aus dem Zimmer jagen; aber da kehrte Andrej dem »Durcheinander« freiwillig den Rücken und verzog sich in sein Büro, wo er später Krankenschwester Kümmerlein zur Rede stellen würde: Was ihr denn einfiele, den Patienten die rasche

Rückkehr des Professors zu versprechen? Ihr medizinisches Wissen reiche ja offensichtlich nicht aus, um zu erkennen, dass es sich hier um Gravierenderes handelte als um eine vorübergehende Erschöpfung …

Die Uhr der Dorfkirche schlug zehn. Ines saß an Rafaels Bett und wachte darüber, wie er langsam aus dem Schlaf herausfand. Sie hatte seine Hand gehalten und sie sofort losgelassen, als er die Augen aufschlug. »Was ist los?«, murmelte Rafael, noch benommen vom starken Hypnotikum.

»Du hast einen ganzen Tag bis in die Nacht hinein geschlafen, Rafael, das hat dir gutgetan!« Professor Dr. Lenz fuhr hoch, schlug die Decke zurück und stellte seine nackten Füße auf den Boden. »Was ist passiert, wie spät ist es, wie bin ich überhaupt in mein Bett gekommen?« Ohne eine Antwort abzuwarten, taumelte er in sein kleines Bad, wusch sich das Gesicht mit kaltem Wasser, putzte sich die Zähne, zog sich hastig an und wollte … Aber Ines versperrte ihm mit ausgebreiteten Armen den Weg zur Türe: »Ich bitte dich inständig, Rafael, bleib hier und ruhe dich noch etwas aus! Wir haben den Patienten versprochen, dass du morgen wieder bei ihnen sein wirst; ich werde dir jetzt erst einmal etwas zum Essen holen.« Dann ging sie hinaus und schloss die Türe hinter sich ab.

Rafael ließ sich schwer in seinen samtenen Lesesessel fallen. In Wahrheit fühlte er sich außerstande, vor seine … vor die entkräfteten Kranken zu treten. Es ging ihm nicht viel besser als ihnen; aber wenn die Armen wüssten, was er wüsste, dann würden sie alle Hoffnung fahren lassen und wären nicht mehr zu retten. Es wurden ja immer mehr und bald würde die Regierung die vom Schädling Befallenen in riesige Lager stecken, wo ihnen auf Bestrafung und Belohnung programmierte Roboter Stehvermögen sowie körperliche und seelische Robustheit antrainierten.

»Ich darf sie nicht im Stich lassen, dachte Rafael müde, ich muss nachher wieder hinauf an den Waldesrand und auf den Mönch warten – er war ja letzte Nacht nicht gekommen, obwohl ich laut nach ihm gerufen habe … Er wird mich doch jetzt nicht alleinlassen?«

»Ich bin wieder hier«, sagte Ines mit einem Vesperteller in der Hand, aber Rafael schaute mit leerem Blick an ihr vorbei, wischte sich mit den Hemdärmeln die Tränen vom Gesicht, stand schwer auf, schob Ines fast grob zur Seite und sagte: »Ich muss zu ihnen gehen und ihnen den Abendsegen geben.«

Dann schlurfte er mit nackten Füßen an der entsetzten Ines vorbei in den schwach beleuchteten Flur hinaus, wo er die Kranken bei ihrem Namen rufen wollte – doch kam er nicht weit, denn ein Mann stellte sich ihm in den Weg. Es war Franz Sentis, der sich ein eigenes Bild vom Geisteszustand seines Chefs machen wollte und nach Feierabend noch geblieben war.

»Chef, Sie haben ja keine Schuhe an!«, aber da hatte Rafael ihm schon seinen Arm um die Schulter gelegt, ihn zu sich hergezogen und den Mund an sein Ohr gepresst.

»Wo sind meine Patienten, Dr. Sentis? Führen Sie mich bitte zu ihnen!«

»Aber Herr Professor – sie schlafen bereits, es ist schon nach zehn Uhr …«

Ungläubig – oder war es eher panisch? – Franz würde sich später nicht genau erinnern – starrte Dr. Lenz seinen Verwaltungsdirektor einen langen Moment an, schlug dann seine Hände vors Gesicht und rief unter Schluchzen:

»Warum konnten sie nicht wachbleiben und für mich da sein: Wir können diese schreckliche Zeit nur gemeinsam durchstehen!«

»Morgen, Herr Professor, morgen werden die Patienten wieder für Sie da sein«, stammelte Franz nun selbst völlig verwirrt, und erst als er Rafael wie ein Kind an der Hand nahm und ihn langsam zurück zu seinem Zimmer führte, wo Ines ihn mit einem kurzen Nicken übernahm, konnte selbst er sich beim besten Willen nicht mehr weismachen, dass der Lenz als Chef der Klinik noch zu halten war. Das war so traurig. Kurz wie ein Blitz über dem schwarzen Meer durchfuhr ihn eine Idee – nein, der brennende Wunsch, bei Adonis im Wohlfühlzimmer vorbeizuschauen. Aber wäre das nicht gleichermaßen traurig? Morgen würde er Sven anrufen. Er würde ihm endlich ohne verletzten Stolz sagen, dass er ihn brauchte.

»Ich habe bereits ein starkes Schlafmittel vorbereitet«, flüsterte Ines noch und dann schloss sie leise die Türe. Sie würde nicht von Rafaels Seite weichen heute Nacht – nie mehr.

15

Zwei Tage nach den dramatischen Ereignissen innerhalb der Klinik, die draußen schon in allen Tageszeitungen nachzulesen waren unter fettgedruckten Überschriften wie: *Der hilflose Helfer vom Drachenpark* oder *Wer therapiert den Therapeuten?* stand Heinrich Lenz am späten Vormittag vor dem Tor und verlangte, unverzüglich zu seinem Sohn vorgelassen zu werden. Es regnete in Strömen und Ines Kümmerlein eilte ihm unter einem beschädigten Regenschirm entgegen. »Der Professor ist leider im Moment unpässlich!«, versuchte sie den unerwarteten Einmarsch zu verhindern, aber Lenz Senior rief ungeduldig: »Genau deshalb, gute Frau, bin ich hier!«, und marschierte an der verdutzten Krankenschwester vorbei in Richtung seines sieglosen Nachgeborenen, den er zusammengekrümmt in einem Lesesessel sitzend vorfand.

Der angeschlagene Psychiater und Therapeut hatte es noch nicht wieder gewagt, vor seine Anhängerschaft zu treten, die sich seit dem frühen Morgen wie ein lauerndes Wolfsrudel im Versammlungsraum niedergelassen hatte: Sie würden nicht von der Stelle weichen, bevor der Professor zu ihnen gesprochen habe, knurrten sie bedrohlich.

»Was ist denn los mit dir?«, fragte Heinrich Lenz streng und schon sank Rafael noch tiefer in das weiche Leder. Dabei war ihm, als ob sich sein Gehirn mit einem Mal vollständig entleerte – was ihm schon als kleiner Junge passiert war, dann fiel ihm absolut nichts mehr ein, dann war da nur noch eine blöde Leere in seinem Kopf.

Und was hätte er auch sagen sollen? Erschöpfung, Angst, Mutlosigkeit waren doch Unwörter für einen Macher wie Lenz Senior, und als Mutter damals einmal wieder hustend vor dem Vater gesessen hatte … und er ihr, anstatt sie zu trösten, nur verächtlich vorhielt, sie sei eben nicht imstande, das allerkleinste Steinchen aus ihrem Weg zu räumen … oder wie er selbst vor ihm gesessen hatte, beim Mittagessen Punkt zwölf Uhr, und dann wieder beim Abendbrot Punkt 6 Uhr, als stummes und ungefragtes Kind am Rande und später als pubertierender Dreizehnjähriger, immer noch still, aber vom Unternehmervater streng auf Loyalität hin geprüft und vor die Wahl gestellt, sein Nachfolger oder *Nichts* im Leben zu werden – da hatte Rafael es eigentlich schon geahnt: Dass er für Vaters Vermächtnis zu *weich* geraten war.

»Ich fragte, was mit dir los ist, Rafael! Man munkelt, du seist nicht mehr ganz bei Sinnen, würdest daherreden wie ein Prophet … hättest im Schlafanzug vor den Augen der Patienten weinend einen Esel umarmt?« Rafael schaute durch einen dicken grauen Schleier hinauf zu Heinrich und sank immer tiefer hinab, niedergedrückt vom bleiernen Gewicht eines enttäuschten Vaters.

Die Stimmen der Nacht, die Botschaften des Mönchs und die dem auserwählten Therapeuten prophezeite Grandiosität: Ein einziger Vaterblick strafte sie alle Lügen, verkehrte alle Herrlichkeit in etwas Nichtiges, indem er den Sohn wütend herabstieß auf den Boden der Realität und des kläglichen Versagens.

»Ich habe die Zukunft gesehen und bin von *höherer* Stelle berufen – mich beurteilt kein Irdischer mehr …!«, wimmerte Rafael. Er hätte es nicht sagen dürfen. Voller Entsetzen starrte Heinrich auf Rafael herab, sagte … wusste nicht, was er sagen sollte, sagte: »Junge, geh nach Hause und ruhe dich aus – ich kümmere mich um alles!« Dann berührte er den … den Verwirrten leicht an der Schulter, und beim Hinausgehen dachte er: Höchste Zeit, einzugreifen – da hat sich einer offensichtlich an seinen weltfremden Visionen Seele und Verstand verbrannt! Das war ja abzusehen; die Menschheit ist nicht imstande, sich zu heilen, wir bleiben, wie wir sind: gut und schlecht, widersprüchlich und verführbar. Herrje, wie konnte sein

Sohn das nicht begreifen! Aber nun müssen erfahrene Kapitäne an Deck.

Heinrich Lenz steuerte auf das Büro von Dr. Zwetkov zu, der bereits von Ines Kümmerlein vorgewarnt war. Geschäftig holte er die Vorschläge für alternative Klinikkonzepte aus der untersten Schublade seines Schreibtisches, die ihm von Konzernen unterschiedlichster Branchen hinter dem Rücken von Dr. Lenz unterbreitet worden waren. Endlich war der Weg frei, die Weichen neu zu stellen.

Und Rafael? War, nachdem sein Vater das Büro verlassen hatte, in Panik auf den Flur getaumelt, wollte Ines suchen: »Ich ... muss zu meinen Patienten oder vielleicht besser nicht, wohin, wohin«, murmelte er.

Da trat ihm Hannah Längenfeld in den Weg, eines der jüngsten Opfer der Neuen Krankheit; würdevoll hielt sie dem Professor ihre wie im Gebet aneinandergelegten Hände entgegen, verbeugte sich tief – einen geflochtenen Kranz aus Seerosen auf dem Kopf – und bedeutete ihm mit einem verklärten Nicken, er möge ihr in den Versammlungsraum folgen, mitten hinein in das Weinen und Rufen der wartenden Kranken.

Ines Kümmerlein rannte wieder einmal. Rannte dem Tumult entgegen und suchte den aus seinem Zimmer entwischten Rafael: Sie fand ihn in Pantoffeln vor seinen Kranken stehend, das Gesicht hinter den Händen verborgen.

»Der Professor soll zu uns sprechen!«, rief es im Chor. Weder Prophet noch Schamane noch Heiliger – nur Mensch wie du und ich, aber bedrängt von den erwartungsvollen Kranken, deren ganze Seele er gesehen hatte, und die nun von ihm in ein besseres Leben geführt werden wollten, stand

Rafael da und schwieg. Ines musste zusehen, wie ihr Rafael zögernd die Hände von seinem Gesicht nahm und angestrengt nach Worten suchte, die seine Angst verbergen könnten, doch anstelle von Sprache kroch ein wuchtiges, animalisches Schluchzen seine Kehle hinauf und erbrach sich ungehemmt über die Hoffnung und Wünsche seiner Patienten.

Ich habe nichts mehr zu geben. Ich kann einfach nicht mehr … dachte er noch und spürte, wie Ines schützend ihren Arm um seine Hüfte legte und ihn aus dem Raum führte – vorbei an den Bedürftigen, die noch glauben wollten, wiederholt Zeugen von etwas … Magischem geworden zu sein.

Beherzt trat nun Dr. Zwetkov, der bis dahin im Hintergrund gelauert hatte, vor die Schar der Kranken.

»Liebe Patienten, bitte haben Sie Verständnis für das, was ich ihnen jetzt mitteilen muss: Der Herr Professor bedarf der absoluten Ruhe. Er kann für geraume Zeit seinen Aufgaben nicht mehr gerecht werden und muss sich erholen. Sie wissen ja alle, dass gerade jene, die sich für etwas aufopfern, dazu neigen, sich durch unermüdlichen Einsatz zu überfordern!«

Hier machte der Oberarzt eine kleine Pause, denn sein letzter Satz schien ihm ganz besonders gelungen, drückte er doch indirekt aus, dass Dr. Lenz auf gewisse Weise für seinen desolaten Zustand selbst verantwortlich war.

»Bitte seien Sie unbesorgt«, versuchte er es betont väterlich, was ihm aber misslang. »Ich werde vorübergehend mit unseren beiden Psychologen die Aufgaben des Professors übernehmen. Ab sofort bin *ich* Ihr Ansprechpartner für alle persönlichen Sorgen und Nöte: Bitte richten Sie sich dabei nach meinen Sprechzeiten, die Sie dem Aushang neben meinem Büro entnehmen können. Ich danke Ihnen herzlich für Ihr Verständnis!«

Endlich durfte Andrej zeigen, was in ihm steckte. Doch leider entsprach sein Talent in keiner Weise dem, was die Kranken vom Professor erhalten und liebgewonnen hatten, worauf die meisten nun in eine gewaltige Wut gerieten. »Wer erteilt uns den Abendsegen?«, riefen sie. »Wer wird bei uns sein am Morgen und in der dunklen Nacht?«

Der Professor möge unverzüglich seinem Versprechen und seinem Ruf nachkommen, sie zu heilen und ihnen neue Wege aufzuzeigen, andernfalls forderten sie die volle Rückerstattung ihrer bisherigen Aufenthaltskosten.

Eine – selbst kurzfristige – Vertretung ihres Professors durch den Leitenden Oberarzt wurde empört zurückgewiesen, vor allem von Frau Grünlein, der gemobbten Mathelehrerin, die Zwetkov mitten ins Gesicht schrie, dass es ihm augenfällig an geistiger Energie mangelte und er mit seiner kalten Nüchternheit doch niemals imstande sein würde, auch nur *eine* arme Seele zu retten!

Während die von ihrem Therapeuten im Stich gelassenen Patienten haltlos durch die Fluren irrten, hatte Ines von Rafaels Büro aus Leon Schulze angerufen: »Bitte kommen Sie sofort und holen Dr. Lenz ab: Er ist zusammengebrochen!«

»Was ist passiert?«, wollte Leon erschrocken zurückfragen, aber da hatte Ines schon aufgelegt; sie musste bei ihrem Chef sitzen und ihm die Hand halten, denn Rafael konnte nicht aufhören zu weinen. Dazuhin stammelte er unverständliches Zeug von einem Mönch, den er unbedingt treffen müsse, da nur von dort die Antwort kommen könne, was nun zu tun oder zu lassen sei …

»Ist gut, Rafael, ist ja gut«, flüsterte Ines, und schmuggelte kein Schlafmittel, sondern ein Antipsychotikum sowie ein starkes Beruhigungsmittel in Rafaels Kamillentee. Voller

Traurigkeit betrachtete sie ihren Chef, der unter den Medikamenten allmählich zur Ruhe kam. Dieser wunderbare Therapeut und Menschenfreund, der angetreten war gegen das Böse, und der sich so ungeschützt den Kranken hingegeben hatte und an sie glaubte, suchte nun tragischerweise Erlösung im missionarischen Wahn. Ich liebe niemanden so sehr wie diesen Engel, dachte sie, und griff nach Rafaels Hand, der nun alles ohne Regung mit sich geschehen ließ.

Innerhalb einer Stunde stand Leon vor Rafaels Türe, innerhalb von zehn Minuten und ohne Ines eine einzige Frage zu stellen, führte er seinen Freund, der sich unter der Wirkung der Beruhigungsmittel wie ein Roboter bewegte und keinen einzigen Blick, keinen letzten Segen für seine aufgebrachten Patienten übrighatte, hinaus durch das goldene Tor und hinein in sein Auto.

Während der Fahrt nach Hause summte Leon Kinderlieder.

Rafael schien in seine eigene Welt versunken, was hätten Worte auch ändern können.

Daheim angekommen, bat Leon Rafael, sich sogleich hinzulegen und auszuruhen, aber die beruhigende Wirkung der verabreichten Arznei hatte bereits nachgelassen, denn Rafael stieß seinen Freund zur Seite und rief: »Ich habe einen Auftrag zu Ende zu bringen!«

Guter Gott, dachte Leon erschrocken, er braucht dringend einen Nervenarzt.

»Wo ist Simon?«, wollte Rafael wissen.

»Simon ist verreist, das hatte ich dir doch gesagt, er kommt bald zurück.« Rafael griff nach Leons Hand: »Ich habe Angst, Leon, ich habe keine Kraft mehr für die Kranken, und sie werden mich hassen und ans Kreuz nageln dafür.«

»Niemand wird dich hassen …«, wollte der Freund beschwichtigen. Doch als Rafael nun mit flackerndem Blick von einer Zimmerecke zur anderen hastete wie ein gefangenes Tier, da verstand Leon, wie krank und jenseits der Wirklichkeit sein Freund war, und dass er im Moment nichts anderes für ihn tun konnte, als seinen wirren Ideen auszuweichen und gut achtzugeben, dass er ihm nicht ausbüxte.

»Komm mit in die Küche, ich mache uns jetzt erst einmal eine Kartoffelsuppe«, sagte Leon.

16

In der Klinik im Park ging es drunter und drüber. Nachdem der Professor fortgebracht worden war, hatten die halb kranken, halb genesenen Patienten unter wüsten Beschimpfungen und ärgerlichem Weinen ihre Koffer gepackt; sie fühlten sich verraten, getäuscht, nicht nur von der Welt da draußen, sondern jetzt auch noch von ihrem Therapeuten, und keiner wollte wahrhaben, dass der, dem man seine Seele anvertraut hatte, in eine Existenz außerhalb ihrer Reichweite geflohen war. Aus den Tiefen der Klinik stiegen nun auch der Koch und seine Gehilfen herauf und beobachteten mit ratlos in die Hüften gestemmten Armen, wie ein Esser nach dem anderen durch das goldene Tor ins wahre Leben hinausentschwand, ohne mit einem letzten Blick das sorgsam vorbereitete Abendessen zu würdigen.

»Der Professor ist erkrankt und die Patienten brechen ihre Behandlung ab. Wir müssen euch leider bis auf Weiteres beurlauben«, erklärte ihnen Dr. Sentis. »Geht nach

Hause und wartet auf Nachricht, wie es mit der Klinik weitergeht.«

Endlich legte sich die Nacht über den spätsommerlichen Park und hinter den schwarzen Fenstern der Klinik war geisterhafte Stille eingekehrt.

Nur einer war noch geblieben. Nachdenklich, die Arme hinter den Rücken gelegt, wanderte Andrej die schwach beleuchteten Kieswege entlang: Der Drachen spreizte gespenstisch seine Flügel, als wolle er gleich abheben und davonfliegen, in den Baumwipfeln raschelte es, als trieben Dämonen ihr Unwesen, und hinten in der Ecke meckerte Elsie, denn man hatte vergessen, sie zu füttern.

Andrej Zwetkov warf ein wenig Heu und Hafer aus der bereitstehenden Truhe auf den stinkenden Boden, füllte aus der Kanne etwas frisches Wasser in den Trog, zögerte einen winzigen Augenblick, ob er dem bewegungslos dastehenden Esel kurz über die Stirn streicheln sollte, entschied sich jedoch dagegen, denn in Wahrheit hatte er sich noch nie zu Tieren hingezogen gefühlt, schon als kleiner Junge nicht.

Er würde das Getier gleich morgen dem Züchter zurückgeben, dieser ganze eklige Kot ... Andrej betrat die Klinik. In den blau gestrichenen Tapeten der Krankenzimmer und den offenstehenden leeren Schränken steckte noch der Geruch der fortgegangenen Bewohner: Wie ist es möglich, fragte sich Andrej, während er rasch über eines der weißen Laken strich, dass in den Betten noch etwas Wärme zu spüren war? Wie bei gerade Verstorbenen, dachte er, und gruselte sich ein wenig.

Es war nicht fair, wie sie ihn im Versammlungszimmer angegangen waren. Nur weil er nicht herumgegangen war und so tat, als kenne er den Weg zum Glück. Den Menschen falsche Hoffnungen zu machen, ist nicht fair, und blind an ihre Fähigkeit zu glauben, sich grundlegend ändern zu können, einfach nur naiv. Belohnung und Bestrafung ist das Einzige, worauf sie reagieren, das Einzige, was wirklich wirkt.

Der Anblick einer vergessenen Packung Taschentücher, einem liegengelassenen Buch, einer Zeitschrift, ließ ihn sich ein wenig einsam fühlen, eine Empfindung, die er stets zu vermeiden versuchte. Aber was war das? Ein in fliegender Schrift beschriebener Zettel lag mitten auf Frau Grünleins Kopfkissen.

Die Grünlein hat mich am meisten gehasst, dachte Andrej, nahm den Zettel mit spitzen Fingern und begann zu lesen:

Professor,
Sie waren meine Hoffnung auf ein besseres, auf ein gesundes Leben, und ich habe an Sie geglaubt und bin Ihnen blind gefolgt. Aber Sie haben mich einfach im Stich gelassen und nun verlasse ich diesen Ort ohne Halt und ohne inneres Licht.

Anette Grünlein

»Sieh einer an«, grinste Andrej, und steckte sich die Botschaft in die Hosentasche. »*Alles geht in einem Tage dahin, sowohl der Rühmende als auch der Gerühmte*«, summte er vor sich hin. Er würde solche Zeugnisse noch brauchen, Journalisten würden sie brauchen, um nachzuvollziehen, was hier geschehen war. Vor dem Intimen Wohlfühlzimmer zögerte er kurz. Er hatte keine Lust auf den Anblick der Maschinenmenschen. Aber die Neugierde trieb ihn. Drinnen saßen Sissi und Adonis, die sich selbst in einen energiesparenden Modus versetzt hatten, und blickten ihm freundlich entgegen.

»Hallo Andrej, wie geht es dir?« Andrej erschrak, er war noch nie zuvor von den Robotern direkt angesprochen worden.

Als handelte sich um ein wildes Tier, näherte er sich vorsichtig der Maschinenfrau: Er wollte den Ausschaltknopf finden und sie abschalten. Doch als er sich über sie beugte, zog Sissi ihn mit erstaunlicher Kraft zu sich heran, so dass der Oberarzt mit gespreizten Schenkeln auf dem Schoß der Puppe zu sitzen kam.

Sissi streichelte sanft seine Wange und einen winzigen Moment hielt Andrej still, denn die weichen Finger auf seiner Haut erinnerten ihn an etwas, das er schon für vergessen glaubte; doch als er versuchte, sich aus der erzwungenen Umarmung zu befreien, fragte ihn Adonis von der Seite: »Andrej, was für ein Mensch möchtest du sein?«, und da keifte Zwetkov auf Russisch zurück: »Halt die Klappe, du Idiot!«, rutschte herunter von Sissi und floh aus dem Raum.

Als er sich wieder gefangen hatte, stieg er die Treppe zur Küche hinab: Alles sauber aufgeräumt! Auf Erwin, den Koch, war immer schon Verlass gewesen, er würde ihn zurückholen, wenn alles geklärt war. Das vorbereitete Abendmahl und auch sonst alles Essbare hatten die vertriebenen Küchengesellen bis auf eine einzige Portion mitgenommen, die geschmackvoll in dem riesigen Kühlschrank auf einem Teller angerichtet stand: Andrej freute sich, seit fünf Jahren aß er nach Feierabend in seiner Dreizimmerwohnung stets alleine, es würde ihm auch heute alleine schmecken. Vor fünf Jahren: Da hatte ihn Svenja, eine slowenische Narkoseärztin, Knall auf Fall für einen mittellosen Künstler verlassen.

Es war schlimm gewesen, aber noch schlimmer war als ihm seine allererste Freundin Susanne, eine Dolmetscherin für Deutsch und Russisch, mit den Worten: »Du bist kalt wie ein Fisch!« den Laufpass gegeben hatte. Ob seine Seele etwa versuchte, fragte er sich gelegentlich, sich durch das Abtöten warmer Gefühle vor weiteren Verletzungen zu schützen? Aber das war Theorie – besser war wegbleiben.

Er hatte sich jegliche Weichlichkeit mühsam abtrainiert – seither ging es ihm so weit gut. Viele werden krank, weil sie das rechte Maß verloren haben, weil sie immer noch mehr wollen, und während der Anstrengung, es zu bekommen, sind die Krankheitserreger schon unterwegs in ihre Körper und Seelen. Er würde dafür sorgen, dass ihm das nicht passierte.

Beherzt biss er in das mit Wurst und Gurkenscheiben belegte Brot und fand sogar noch eine Flasche Bier. Lächelnd prostete er seinem Spiegelbild im Fenster zu: »Auf den zukünftigen Chef des Forschungslabors Dr. Zwetkov – Roboterunterstütztes Umlernen von austherapierten Computerspielsüchtigen!«

Nach einer ruhigen Nacht, die Andrej in Rafaels Bett verbracht hatte, nicht ohne zuvor noch einen schnellen Blick in dessen Schreibtischschubladen geworfen zu haben, die allerdings schon säuberlich (wahrscheinlich von Ines Kümmerlein) ausgeräumt worden waren, schritt Dr. Zwetkov zu früher Stunde durch den morgentauglitzrigen Park hinunter zum goldenen Tor und öffnete beide Flügel weit.

Er hatte für den heutigen Tag Journalisten einbestellt zur Erläuterung der aktuellen Lage der Klinik: Die begrenzte Anzahl unserer Therapieplätze zwingt uns, angesichts der aktuellen Übernahme der Behandlung der Neuen

Krankheit durch die großen Kliniken, uns einem neuen Therapieschwerpunkt zuzuwenden etc. …

Auch Sentis würde anwesend sein, und ebenfalls hatte er – in Vertretung des erkrankten Professors Dr. Lenz – dessen Vater, Unternehmer Heinrich Lenz, um sein Kommen gebeten.

17

Am selben Morgen, als Leon gerade das Frühstück ans Bett seines Freundes brachte, sagte Rafael: »Hole bitte Ines zu uns ins Haus.« Das hatte ihm in der Nacht nicht etwa die *Stimme* befohlen; der Wunsch, Ines bei sich zu haben, war vielmehr in jener verborgenen Kammer seines Herzens aufgeblüht, in der Rafael noch gesund geblieben war.

Zwei Tage später stand Ines mit ein paar Koffern vor der Türe der Villa Lenz. Sie hatte alles aufgegeben, was ihr lieb gewesen war: Ihre Dachwohnung, die sie über die Jahre abbezahlt hatte, ihre Möbel, die Vitrine – ein Erbstück ihrer Mutter – alles war sie ohne Zögern bereit hinzugeben, um für ihren Rafael da zu sein.

Sie bat einen psychiatrischen Kollegen von Dr. Lenz um einen Hausbesuch, er möge sich den Professor einfach einmal anschauen. Und nachdem Rafael dem Arzt Stein und Bein geschworen hatte, dass der Mönch keine Sinnestäuschung, sondern aus Fleisch und Blut war wie er selbst, bat ihn der Kollege, doch *sicherheitshalber* und nur vorübergehend ein Antipsychotikum einzunehmen, um vor allem die schwere Schlafstörung in den Griff zu bekommen. Rafael versprach, darüber nachzudenken.

In aller Frühe, es war eben erst richtig Tag geworden, stand Heinrich Lenz vor der Türe der Villa Lenz. In der Hand hielt er eine Mappe mit Dokumenten, die er Rafael zur Unterschrift vorlegen wollte.

Bevor Heinrich Lenz Ines zur Seite schieben konnte, ging sie ihm wortlos in Rafaels Schlafzimmer voraus, zog die Jalousien leise hoch und trat zu ihrem kranken Chef ans Bett: »Rafael, dein Vater möchte dich sprechen …«

Aber dann schubste der Unternehmer die Krankenschwester doch noch mit einem kleinen Hüftschwung zur Seite und rief laut: »Guten Morgen, ich bringe gute Neuigkeiten! Mit der Klinik geht es weiter: Dr. Zwetkov wird als neuer Chefarzt das Gebäude von dir pachten, er will an austherapierten Computer- und Internetsüchtigen den Einsatz humanoider Therapie-Roboter testen; eine soziale Revolution, Rafael! Die Maschinen werden mit den modernsten Behandlungsmethoden programmiert, und sollen rückfällige Süchtige, von denen es laut Weltgesundheitsorganisation immer mehr gibt, mittels Belohnung und Bestrafung zum richtigen Umgang mit dem Computer anleiten. Wenn der Plan aufgeht, Rafael, dann kann unser Gesundheitssystem jene Kosten einsparen, die sie zur Bewältigung der Neuen Krankheit dringend benötigt … Wie findest du das, Rafael?«

Weil Rafael aber schwieg, weil er noch halb im Schlaf gefangen war und nur die Hälfte von dem verstand, was der Vater ihm sagen wollte, entstand eine bedrückende Stille zwischen den beiden Männern.

»*Der, der gut sein will, geht zugrunde unter den vielen, die schlecht sind*«, fuhr es Heinrich durch den Kopf … Sein Sohn hatte gut gedacht und groß verloren. Es war ein Jammer. »Du musst hier und hier unterschreiben.« Heinrich hielt ihm die Dokumente hin und tippte mit seinem krummen Finger auf die angekreuzten Stellen.

Rafael setzte sich mühsam auf, nahm dem Vater den hingehaltenen Stift aus der Hand und unterschrieb ein Blatt nach dem anderen, ohne auch nur ein einziges vorher durchgelesen zu haben: Es war ihm egal.

»Ach, noch etwas, Rafael: In sechs Wochen ist feierliche Übergabe der Suchtklinik an Dr. Zwetkov; viele wichtige Leute sind eingeladen und es wäre schön, wenn du ein paar Dankesworte an deinen Nachfolger richten wolltest, immerhin hat er dir aus einer misslichen Lage geholfen.« Rafael drehte den Kopf zur Wand, weg vom Vater, und begann mit kindlicher Stimme erst einmal, und dann wieder von vorne zu singen: »*Heile, heile Mäusespeck, in hundert Jahr ist alles weg …*«, was Lenz Senior in eine Mischung aus Entsetzen und Mitleid versetzte; doch die menschliche Regung war zu schwach für eine Umarmung, da hockte etwas hinter Heinrichs Brust gefangen, das weder Mütterliches, noch Ebenbürtiges für den zweifellos Wahnsinnigen vorsah: Rafaels Schulter tätscheln und sagen *Das wird schon wieder!* war alles, was er an Trost zu geben imstande war.

Heinrich legte noch eine handgeschriebene Karte auf das mit allerlei bunten Medikamenten beladene Nachtschränkchen, und dann verließ der Vater seinen Sohn. Der schaute ihm nach und fühlte – nichts. Er trug dem Vater nichts mehr nach.

Seit gut vier Wochen nahm Rafael nun, wie er versicherte, die verordneten Medikamente: Ines wollte die Einnahme überwachen, aber der Psychiater und Therapeut verbat sich diese Kontrolle. Die Arznei entfaltete bald ihre Wirkung, beeinflusste Rafaels Denken und Gefühle und hatte die fremde Stimme zum Verstummen gebracht, was dazu führte, dass sich der Professor gezwungen sah, sich selbst äußerst unangenehme Fragen zu stellen: »Wer bin ich denn noch, ohne meinem Auftrag gerecht zu werden? Wer bin ich ohne meine Patienten, die meinem Leben einen Sinn gaben?« Es war wirklich furchteinflößend, nicht zu wissen, wer man eigentlich war.

Er überflog noch einmal die wichtigsten Sätze auf der Karte, die ihm der anonyme Schenker der Klinik über Heinrich hatte zukommen lassen: ... *habe ich verstanden, sehr verehrter Herr Professor, dass Sie mit fast übermenschlicher Kraft versucht haben, die Menschen aus ihren krankmachenden Mustern zu befreien ...*

Die Welt braucht Helden wie Sie, verehrter Herr Dr. Lenz, sonst ist sie bald verloren ...

Das ist es, dachte Rafael, solche Worte sind es, die mir sagen, wer ich bin; daraufhin entschied er sich, hinter dem Rücken seiner beiden Freunde die Medikamente für eine Weile wieder abzusetzen.

18

Heute war endlich sein großer Tag. Dr. Andrej Zwetkov zog sich seinen schwarzen Anzug an und band sich eine knallgelbe Krawatte um. Er fühlte sich heiter und war gespannt, ob der kranke Lenz in der Lage sein würde, ein paar Worte zu sagen.

Es würde sicherlich nicht leicht für ihn werden, man bedenke nur: Der landesweit bekannte Professor Dr.

Rafael Lenz war aus Krankheitsgründen gezwungen, seine Klinik in die Hände des Oberarztes zu übergeben!

Ines weckte Rafael eine Stunde früher als sonst. Als sie die Schublade mit der Unterwäsche öffnete, um ihm seine Kleidung für den heutigen Tag hinzurichten, ertastete sie eine kleine Dose. Sie schüttelte sie und ahnte es sofort: Er hatte vorgetäuscht, seine Arznei zu nehmen und sie hier vor ihr versteckt! Dass er in der letzten Zeit so ruhig geworden war, hatte sie irrtümlich als Zeichen gewertet, dass die Medikamente wirkten und sich darüber gefreut, aber nun war klar, dass Rafaels neue Gelassenheit nichts weniger als die Rückkehr seiner Wahngewissheit bedeutete.

Mit schweren Augenlidern versuchte sich Rafael im abgedunkelten Zimmer zu orientieren: »Heute wird sich meine Bestimmung vollenden«, dachte er wirr.

Sein flackernder Blick sprach für sich und als Ines und Leon dem Professor versicherten, er müsse das heute nicht tun, und Rafael daraufhin seine Decke mit Schwung zurückschlug und sagte: »Ich werde den Kranz aus Dornen tragen … Ihr werdet mich nicht daran hindern können«, da halfen ihm die beiden Freunde beim Ankleiden, und Ines schmuggelte vor der Abfahrt ein angstlösendes Mittel in Rafaels Tee und betete, dass alles gut ausgehen möge.

Während der einstündigen Fahrt sprach niemand ein Wort. Ines saß hinten neben ihrem ehemaligen Chef und hielt ihm die Hand – nicht wie eine Mutter ihrem verängstigten Kind, sondern lustvoll verschränkte sie ihre Finger mit den seinen, und als das Auto in die Zufahrtsstraße zur Klinik einbog, ließ Rafael das Seitenfenster herunter, streckte seinen Kopf hinaus und schaute hinauf zu den Wipfeln der Rot-Ahorn-Buchen, deren Blätterfärbung schon das alljährliche Herbstfeuerwerk ankündigten:

»Sieh nur Lissi…«, flüsterte er. Und da verstärkte Ines den Druck ihrer Hand und sprach mit jenem sinnlichen Ernst, den man gelegentlich an einer wahrhaft liebenden Frau beobachten kann: »Ich bin es, *Ines*, *ich* bin hier bei dir … für immer … sieh mich an!«

Da schaute Rafael zu ihr hinüber, als erwache er staunend aus einem bösen Traum, und Ines war sich sicher, dass seine Finger den Druck ihrer Hand erwiderten, scheu, tastend, wie eine lang versagte Zärtlichkeit.

Vor dem goldenen Tor angekommen, lagerte wie immer eine Gruppe schwerkranker Menschen unter den Ahornbäumen. Sie konnten weder stehen noch gehen, so schwach waren sie, und jemand hatte ihnen Decken und Essen gebracht. Als sie Rafael sahen, streckten sie die Arme nach ihm aus und baten um seinen Segen, und Rafael ging hin und legte seine Hand auf die Stirn der Verzweifelten und bat sie um Verzeihung, dass er nicht mehr hatte für sie tun können, und nun sein Haus unbestellt zurücklassen musste.

Links und rechts untergehakt, führten Ines und Leon ihren kranken Freund den Kiesweg hinauf, lotsten ihn vorbei am goldenen Drachen und den runden, mit weißen Tüchern geschmückten Stehtischen, bis vor die große Terrasse neben dem Eingangsportal, auf welcher die geladenen Gäste bereits auf ihren Stühlen saßen und auf die feierliche Übergabe des Klinikzepters an Dr. Andrej Zwetkov warteten. Als sie jedoch sahen, wie sich der vor Kurzem noch hochgelobte Professor und Therapeut mit sonderbar steifen Bewegungen seinem Platz in der ersten Reihe näherte, standen sie auf und applaudierten respektvoll, allen voran Dr. Zwetkov und Dr. Sentis.

Des wahnkranken Professors neu aufgeflammte Überzeugung, dass dies ein Kreuzgang und ein weiteres Zeichen für die Vorherbestimmung seines Weges war, ließ ihn den Applaudierenden versöhnlich zuwinken, während er würdevoll Platz nahm. Die Geiger begannen nun ebenso melodiös zu spielen, wie einst vor vielen Jahren, und dann trat Dr. Andrej Zwetkov hinter das Rednerpult.

Der zukünftige Leiter des Forschungslabors für robotergestützte Computer- und Internetspielsucht-Therapie sprach aus, was die Gäste hören wollten, und lobte dann mit großen Worten die ehemalige Klinik Professor Dr. Lenz, in der er vielversprechende Erkenntnisse über die Neue Krankheit gewinnen durfte.

»Danken möchte ich von Herzen meinem verehrten Vorgänger (Andrej zeigte mit dem Finger auf Rafael, der seinerseits wie hypnotisiert auf einen zitternden Sonnenfleck zu seinen Füßen starrte), der mir die Gelegenheit gibt, zukünftig an dieser Stelle jungen Menschen das rechte und gesunde Maß im Umgang mit den neuen Technologien anzutrainieren: Seien Sie, lieber Herr Professor, stets ein gern gesehener Gast in der Drachenpark-Klinik!«

Dr. Zwetkov verbeugte sich tief unter dem neuerlich einsetzenden Applaus, der lange nicht verebben wollte. Danach wurde es ganz still, und alle blickten gespannt zu Dr. Lenz, der jetzt erst seinen Vater mit vor der Brust verschränkten Armen am Ende der ersten Reihe sitzen sah. Es war ihm egal, ihm konnte niemand mehr etwas anhaben.

»Bist du bereit?«

Rafael nickte und ließ sich von Ines und Leon hinter das Rednerpult lotsen, wo die beiden Freunde dicht neben ihm Aufstellung nahmen.

Nach einem langen Blick über die Köpfe der Zuhörer hinweg, hinauf in die wogenden Wipfel der alten Ahornbäume, fing der Professor zu sprechen an: »Ich wurde berufen, die von der Neuen Krankheit befallenen Menschen aufzurichten, ihren zerbrochenen Mut zu heilen und ihnen dabei zu helfen, zu denen zu werden, die sie wirklich sein wollen …« Rafael hielt plötzlich inne und legte seine Hand auf einen Sonnenstrahl, der sich quer über das Rednerpult gelegt hatte, aber Ines stupfte ihn an und nickte ihm aufmunternd zu.

»Die Neue Krankheit, liebe Gäste, kann nicht durch ein neues Medikament, sondern nur durch Mitmenschlichkeit geheilt werden, durch Liebe und gegenseitige Toleranz …«

Rafael brach wieder mitten im Satz ab – war er fertig? Ines und Leon warfen sich einen sorgenvollen Blick zu: Rafaels Anklänge an seine überirdische Mission waren nicht zu verhindern gewesen, aber es hatte sich sowieso längst herumgesprochen, dass der Geist des Professors in allerlei überwertigen Ideen gefangen war, wahrscheinlich hatte sich der gute Mann einfach überschätzt.

»Professor Dr. Lenz würde gerne noch ein paar Worte an seinen Nachfolger richten«, sagte Leon jetzt ins Mikrofon, und winkte Andrej Zwetkov zum Rednerpult herauf – dafür waren sie schließlich gekommen.

Kaum stand Andrej Zwetkov mit schiefem Lächeln neben seinen ehemaligen Chef, zog Rafael ihn zu sich heran und drückte ihm einen Kuss auf die Wange.

»Was du tun willst, das tu mit Liebe!«, rief er mit voller Stimme, aber dann ließ er die Arme hängen und senkte den Kopf – weinte er etwa?

Andrej stand wie eingefroren, eine Hand an der glühenden Wange, und da begannen Leon und Ines zu applaudieren, aber erst als Heinrich Lenz aufstand und in die Hände klatschte, folgten ihm die bestürzten Gäste, und zollten stehend sowohl dem scheidenden als auch dem zukünftigen Seelenkundler ihren Respekt.

»Komm, Rafael …« Leon legte einen Arm um Rafaels Schulter und führte ihn vom Rednerpult herunter.

»Lass und sofort nach Hause fahren«, sagte Ines, die kopfschüttelnd sah, wie sich die Leute nun eifernd um Dr. Zwetkov scharten, wie jeder dem neuen Chef zuerst gratulieren wollte und seine Visitenkarte zückte, wie jeder Anteil haben wollte an dem neuen Experiment, am Erfolg, und wenn möglich, noch an diesem Tage vielleicht das Glück hätte, für einen suchtkranken Verwandten einen der raren Therapieplätze zu ergattern.

Auf ihrem sachten Rückzug hinunter ans goldene Tor war Rafael am Teich stehengeblieben: Goldenes Abendlicht umspielte die modrigen Seerosenblätter und … aber was hatte er vor? Er zog seine Anzugsjacke aus und wollte eben sein Hemd aufknöpfen, aber da umarmte Ines den Verwirrten liebevoll und flüsterte ihm ins Ohr, dass der Teich für so etwas nicht geeignet sei und dass es Zeit wäre, nach Hause zu gehen und die Medikamente einzunehmen.

Heinrich Lenz hatte als Einziger den dreien nachdenklich hinterhergesehen, als plötzlich Dr. Sentis neben ihm stand: »Die Zunft der Psychotherapeuten wird ärmer ohne Ihren Sohn …«

»Schon möglich«, murmelte Heinrich.

»Aber neben all seinem Unglück«, fuhr Franz Sentis fort, »hat Rafael Lenz doch einen doppelten Schatz gehoben: Er hat Freundschaft und Liebe gefunden. «

Der letzte Gast hatte sich verabschiedet, das Personal hatte die Stehtische und die Stühle weggeräumt, und im Park und der Klinik kehrte wieder Ruhe ein. Die ersten Suchtkranken konnten erst in zwei Wochen aufgenommen werden, da die Lieferung der Computer sich verzögert hatte. Andrej drehte eine letzte Runde durch den Park, dann würde er mit dem langen Schlüssel das Tor abschließen. Er warf einen diskreten Blick in den ehemaligen Stall von Esel und Ziege. Dort lagen Sissi und Adonis schlaff und unbeweglich auf einem Heubündel – zwei abgeschaltete Maschinen. Die Herstellerfirma hatte an den beiden Auslaufmodellen kein Interesse mehr, Dr. Zwetkov könne damit tun oder lassen was er wolle.

Mit einem Schubkarren hatte Andrej die beiden eigenhändig in den Stall gekarrt, die weichen Körper aus thermoplastischem Elastomer waren ihm nach wie vor unheimlich. Aber er hatte eine Idee: Niemand würde wissen, dass sich die Puppen noch auf dem Klinikgelände befanden – von ihm eingesperrt und nach Bedarf aufgeladen. Sissi und Adonis sollten ihn in Zukunft heimlich beraten in Sachen Güte, Liebe und Toleranz, nur für den Fall, dass die neuen Trainingsroboter die Suchtkranken zu hart herannehmen würden.

»Bis bald ihr zwei«, rief er in den Stall hinein, bevor er ihn wieder sorgfältig verriegelte.

Das hatte er gut gemacht: Von Zeit zu Zeit ein Quäntchen menschliche Zuneigung und Wärme würde seiner Therapie keinen Abbruch tun, zudem würden die Patienten glauben, dass es direkt aus dem tiefen Mitgefühl ihres Therapeuten entspränge, und dafür würden sie ihn dann lieben, so wie der Professor geliebt wurde.

19

In den Garten der Villa Professor Dr. Lenz zog nach einem langen Winter ein neuer Frühling mit seinen bunten Gewändern ein. Ines hatte den Rasen in eine Blumenwiese verwandelt, auf der sich nun Stiefmütterchen, Krokusse, Buschwindröschen, Akeleien und Gänseblümchen zu einem fröhlichen Teppich verwoben.

»Der Lenz ist gekommen …«, stimmte sie lachend an, während sie Hand in Hand neben Rafael an der sonnenbeschienen Hauswand saß, und dann machten die beiden sich einen Spaß daraus, Vogelstimmen zu erraten.

»Das ist eine Singdrossel«, sagte Ines zum Beispiel. Und dann sagte Rafael: »Ich denke, es ist ein Gartenrotschwanz«, und so konnte das eine ganze schöne Weile weitergehen.

Nachdem Ines und Leon im vorigen Jahr ihren Freund nach der Klinikübergabe heimgebracht hatten, nahm Rafael gewissenhaft seine Medikamente ein. Immer, wenn er dabei in diese schrecklichen Selbstzweifel geriet, wenn er nicht beantworten konnte, wie groß oder klein, wie klug oder dumm, ob er ein Genie oder ein Versager war, was vor allem während der Nächte zu einem Problem werden konnte und ihn unruhig aus dem Bett trieb, hatte Ines ihn in ihr Zimmer und unter ihre warme Decke geholt.

Anfangs wie eine Mutter, aber als sie Rafaels Hand einmal auf ihre nackten Brüste gelegt hatte und die ihre wie zufällig auf seinem Glied zu liegen kam, als er stammelte: »Ich darf nicht, der Mönch …«, da hatte sie gesagt: »Du brauchst den Mönch nicht mehr, denn ich liebe dich so wie du bist, ganz ohne Auftrag und ganz ohne übermenschliche Kräfte. Ich liebe dich, weil du nichts Besonderes, sondern wunderbar mittelmäßig bist wie die allermeisten von uns: Ein mittelmäßig guter Therapeut, ein mittelmäßig guter Vater, ein mittelmäßig guter Ehemann; dann hatte sie ihn auf ihren warmen weichen Körper gezogen und geflüstert: Und nun zeige ich dir, dass du ein ausreichend guter Liebhaber bist.«

Nachdem Ines und Rafael also ein Paar geworden waren, was der Gesundheit seines Freundes mehr zugutekam als jedes Medikament, dachte Leon kurz darüber nach, sich wieder eine eigene Wohnung zu nehmen, doch Ines riet ihm ab.

»Nicht jetzt, sagte sie, noch nicht – Rafael heilt vor allem an der Gewissheit, dass er es wert ist, dass man für ihn bleiben will.«

Die Autorin

Ulla Coulin-Riegger, 1950 in Stuttgart geboren, studierte Psychologie an der Eberhard Karls Universität in Tübingen und absolvierte danach eine Ausbildung zur Psychotherapeutin. Seit 1996 ist sie als Verhaltenstherapeutin und systemische Verhaltenstherapeutin tätig und führt eine eigene Praxis in Leinfelden-Echterdingen.

Bei Klöpfer, Narr erschien 2020 ihr vielbeachteter Debutroman »Mutters Puppenspiel«.

Die Deutsche Nationalbibliothek verzeichnet diese Publikation in der Deutschen Nationalbibliografie; detaillierte bibliografische Daten sind im Internet über http://dnb.ddb.de abrufbar.

Coulin-Riegger, Ulla
Es wird so unbemerkt zu spät
Roman
ISBN 978-3-948696-45-0

Umschlaggestaltung: wunderlichundweigand, Schwäbisch Hall
Satz und Gestaltung: Molino Verlag GmbH
Herstellung: PRS, Sindelfingen